JN191046

道教と医学 論文集

第三巻

業績集／著作一覧
内経・神農本草経分析

吉元 昭治

たにぐち書店

目　次（道教と医学 論文集 第三巻）

業　績　集

Ⅰ）順天堂大学医学部産婦人科教室在局中業績
（昭和26年4月～昭和37年3月）

学位論文：

●抗Candida剤に関する実験的並びに臨床的研究
　日本産科婦人科学会雑誌、7（5）：551～598、昭和30年

原　著：

●妊娠九ヶ月に合併した蜘網膜下出血の一例
　臨婦産、7（6）：342、昭和28年

●キノフォルムとカンジダ
　産と婦、21（10）：832、昭和29年

●春情夙発症の一例
　日産婦会誌、6（9）：1161、昭和29年

●フリードマン反応陰性胞状奇胎例〔共著〕
　日産婦会誌、7（11）：1457、昭和30年

●クロロマイセチン膣坐薬使用による膣内容の性状並びに細菌の変動について〔共著〕
　臨婦産、9（12）：986、昭和30年

●カンジダの臨床的簡易同定培地について〔共著〕
　産婦の実際、6（1）：36、昭和32年

●産婦人科領域カンジダ症の簡易診断培地について〔共著〕
　日本医事新報、1710号、23、昭和32年

●抗真菌抗生剤ナイスタチンの婦人科領域カンジダ症に対する治療効果〔共著〕
　産と婦、24（10）：899、昭和32年

●羊水および各種体液の結晶現象について〔共著〕
　日本医事新報、1755号、29、昭和32年

●産婦人科領域におけるトリコマイシン糖衣内服錠による治療経験
　臨婦産、12（1）：51、昭和33年

●羊水の結晶現象について〔共著〕
　産婦の世界、10（4）：537、昭和33年

●本邦における産婦人科領域カンジダ症に関する調査（第1回集計）〔共著〕
　産と婦、25（10）：933、昭和33年

●本邦における産婦人科領域カンジダ症に関する調査（第2回集計）〔共著〕
　臨婦産、12（12）：988、昭和33年

●創傷感染による妊産婦の死亡ならびにその対策〔共著〕
　産婦の世界、11（4）：597、昭和34年

●Tetracycline-Nystatin（AchrostatinV）の効果、主として真菌出現予防について〔共著〕
　臨婦産、15（4）：319、昭和36年

●Nystatin-Chloramphenicol（Chlorostatin）経口投与の真菌出現予防効果〔共著〕
　産婦の世界、13（9）：1597、昭和36年

●抗真菌抗生剤とその用い方〔共著〕
　産婦治療、4（4）：437、昭和37年

Ⅱ）開業（昭和38年7月）～順天堂浦安病院（昭和60年7月）～平成30年5月までの業績

昭和51年（1976）

●私の病院でもハリ麻酔を手術に使っています
女性セブン、6月2日号、164

昭和52年（1977）

原 著：

●耳針法（特に口腔領域に於て）〔共著〕
北里メディカルニュース、No. 281、16

●産婦人科領域における針麻酔
北里メディカルニュース、No. 282、39

●MIダイアグラムと臨床所見、内科疾患のカズイスティック〔共著〕
日本東洋医学会誌、27 (4)：37

●産婦人科領域における鍼麻酔
日本東洋医学会誌、28 (2)：7

●香港勉強旅行記
医道の日本、No. 397 (9)：68

発 表：

●MIダイアグラムと臨床所見（鍼麻酔とその消長）〔共同発表〕
第28回日本東洋医学会総会（金沢）

●鍼麻酔の知見補遺（第2報）
第54回日本産婦人科学会、関東連合地方部会、7月3日（東京）

●Studies on Acupuncture Anaesthesia in Obst, & Gynecology.
第5回国際鍼灸学会、10月24日（東京）

昭和53年（1978）

原 著：

●つぼを利用した貼布電極麻酔効果（口腔領域における経験）〔共著〕
日本東洋医学会誌、28 (3)：23

●MIダイアグラムと臨床所見（第一報）、ハリ麻酔とその消長〔共著〕
日本東洋医学会誌、29 (2)：17

●産婦人科領域における鍼麻酔〔共著〕
日鍼会誌、27 (2)：206

●当帰芍薬散の産科的経験―特にその安胎作用について
産と婦、45 (11)：118

●産婦人科における鍼麻酔と表面電極麻酔
第一報：産と婦、45 (8)：79
第二報：産と婦、45 (10)：80

●産婦人科領域における鍼麻酔〔共著〕
日本東洋医学会誌、28 (2)：36

●産婦人科における鍼麻酔と表面電極麻酔―第2報、表面電極麻酔（S・E・A）
産と婦、45 (10)：51

●鍼灸による癌の症状緩解および止痛効果（香港、游国昶、原著）―訳
医道の日本、No. 406 (6)：41―訳

●「東洋医学」名称考
医道の日本、No. 408 (9)：72

発 表：

●鍼麻酔の知見補遺（第3報）
第56回日本産婦人科学会関東連合地方部会、6月10日（東京）

セミナー：

●東洋医学療法の理論と実際
メディカルコア、11月11日（東京）

昭和54年（1979）

原 著：

●中国における解剖とカニバリズム（中国医学ルーツの一つとして）
日本医史会誌、25 (1)：14

●産婦人科におけるダイオード療法〔共著〕
日産婦東京会報、28 (4)：211

●妊婦の上気道炎に対する漢方薬の効果
漢方医学、3 (2)：10

●ダイオード療法〔共著〕

医道の日本、No. 421 (1)：16
●ダイオード療法 (2)〔共著〕
医道の日本、No. 422 (2)：18
●ダイオード療法 (3)（続報）〔共著〕
医道の日本、No. 428 (7)：20
●産婦人科領域のダイオード療法〔共著〕
医道の日本、No. 433 (12)：4
●心身医学的考え方と東洋伝統医学思想
医道の日本、No. 427 (6)：70

発　表：
●鍼麻酔知見補遺（第４報）
第58回日産婦関東連合地方部会、6月24日（東京）
●産婦人科におけるダイオード療法〔共同発表〕
第231回日産婦学会東京地方部会、9月29日（東京）

商 業 誌：
●避妊の民俗
新女性百科、14巻、結婚生活8
●鍼麻酔
毎日ライフ、4月号、78

昭和55年（1980）

原　著：
●産婦人科における鍼麻酔と表面電極麻酔について（第３報）―殊に簡約方式について〔共著〕
産と婦、47 (5)：70
●ダイオード療法（続報）
医道の日本、No. 430 (4)：66
●香港、台北の寺廟
小平医師会会報、10月7日、6
●「馬王堆漢墓より出土した導引図」について―中国医学のルーツの一つとして
殊に道教との関係 (1)
医道の日本、No. 432 (8)：79
殊に道教との関係 (2)
医道の日本、No. 434 (10)：93
●「研究」ということについて
医道の日本、No. 436 (12)：77
●古代・中国医学と道教
東洋医学、8 (6)：31
●産婦人科領域におけるダイオード療法
医道の日本、No. 433 (9)：70

発表・セミナー・講演：
●産婦人科領域のダイオード療法
第59回日産婦関東連合地方部会、6月22日（東京）
●ダイオード療法
第31回日本東洋医学会総会、5月18日（東京）
●漢方臨床報告
津村漢方研究会、2月5日（東京）
●産婦人科領域における鍼麻酔と針灸治療
東洋医学療法の実際と理論、3月9日（東京）
●中国伝統医学（古代）と道教
第81回日本医史学会総会、10月11日（東京）
●妊婦の上気道炎に対する漢方薬の効果
第３回三多摩漢方臨床研究会、12月6日（東京）
●古代中国医学と道教 (1)
道教談話会、7月12日（東京）
●古代中国医学と道教 (2)
道教談話会、11月29日（東京）
●鍼治療の注意点
現代中国医療協会、9月25日（東京）

座 談 会：
●月経異常をめぐって―月経困難症、周期異常、機能性性器出血
東洋医学、8 (4)：14

商 業 誌：
●エレクトロニックス時代のニューフェイス、ダイオード療法
わたしの健康、11月号、116

昭和56年（1981）

原　著：
●「冷え症」の針灸治療
現代東洋医学、2 (4)：28

●"気功"について
医道の日本、No. 444 (8)：70
●葛根湯について
小平市医師会報、56. 3号、1、別冊
●経穴、経穴名および任脈、督脈等に関する一考察（1）
医道の日本、No. 439 (3)：60
●経穴、経穴名および任脈、督脈等に関する一考察（2）
医道の日本、No. 440 (7)：82

発表、セミナー、講演等：
●妊婦上気道炎に試みた漢方薬の治験
第61回日産婦学会関東連合地方部会、6月13日（東京）
●葛根湯について
漢方研究会、1月21日（東京）
●月経異常のハリ治療
第2回中国医学セミナー、11月8日（東京）
●ダイオードによる治療
第3回自然療法研究会、6月28日（東京）
●「にきび」の治療
第1回漢方学術大会、11月14日（東京）
●針治療の注意点
現代中国医療協会、9月25日（東京）
●ダイオード療法
PIA奇経療法公開講座、11月9日（東京）
●「にきび」についての治療
第4回三多摩臨床研究会、6月20日（東京）
●「イオンパンピング」
第5回三多摩漢方臨床研究会、11月28日（東京）

商業誌：
●皮膚にはるだけで肩こり、腰痛の90％に効く「ダイオード療法」
わたしの健康、9月号、126

エッセイ：
●「南半球では五行はどうなる」
医道の日本、No. 438 (12)：82
●扁鵲といわれる漢画象石
医道の日本、No. 439 (3)：85
●「旅の足三里」
医道の日本、No. 444 (8)：98
●ケンペルの灸点図
医道の日本、No. 442 (6)：37
●イングランド初期医学にみられる五行説モドキ？
医道の日本、No. 443 (7)：102
●「釜屋」
医道の日本、No. 445 (9)：46
●ういらう「外郎」
医道の日本、No. 446 (10)：108
●「鍼のつくりかた」
医道の日本、No. 448 (12)：69

昭和57年（1982）

原　著：
●中国医学の源流と東西交流及び道教との関係
（1）漢方の臨床、29 (4)：9
（2）漢方の臨床、29 (5)：39
（3）漢方の臨床、29 (6)：27
（4）漢方の臨床、29 (7)：10
（5）漢方の臨床、29 (9)：23
●中成薬「白鳳丸」の臨床使用の概要〔共著〕
東洋医学、(10)：56
●妊娠維持、不育症の漢方薬
産婦の世界、34、増刊141
●針（鍼）麻酔
産婦の世界、34 (10)：17
●最近の針の情勢と私の針クリニック
産婦の世界、34 (10)：25
●経穴、経穴名および任脈、督脈等に関する考察
（3）医道の日本、No. 458 (11)：87
（4）医道の日本、No. 459 (12)：89
（5）医道の日本、No. 460 (13)：88
●「反射区（足）指圧健康法」「病理按摩」について
（その一）医道の日本、No. 455 (7)：25

（その二）医道の日本、No. 456（8）：23
（その三）医道の日本、No. 459（11）：69

発表・講演・セミナー：

●中国医学と道教（その二、太平経について）
第83回日本医史学会総会、6月5日（京都）

●「痰飲の歴史と解説」
第2回日中医学シンポジウム、10月16日（東京）

●婦人科の針治療・奇経療法
第3回日母中国医学セミナー、11月21日（東京）

●白鳳丸の治験〔共同発表〕
第63回日本産婦人科学会、関東連合地方部会総会、5月23日（東京）

●産婦人科の針治療
第14回針灸実践講座、7月10日（東京）

●産婦人科の針灸療法
現代中医学入門講座、7月18日（東京）

●「白鳳丸の使用経験」〔共同発表〕
第6回三多摩臨床会、6月26日（東京）

●中国医学と太平経
第33回日本東洋医学会総会、5月29日（大阪）

●感冒・インフルエンザ
漢方研究会、4月21日・5月19日（東京）

●産婦人科領域における漢方（瘀血について）
中野医師会、10月21日

●奇経療法
第3回日母中国医学セミナー、11月21日（東京）

紹　介：

●撰中国医薬与道教、日本医界函蒐資料
本宮媽祖薬籤揚名国際、聖女春秋雑誌（第一一五期）、民国七十一年七月一日（台湾、雲林縣北港朝天宮）

●“冷症”的針灸治療
国外医学、4(3)：42（中国北京、中国語）

エッセイ：

●中国木版画より
医道の日本、No. 450（2）：97

●磁気治療
医道の日本、No. 454（6）：82

●写真
医道の日本、No. 455（7）：84

●「笑府」—笑いの原典
医道の日本、No. 459（11）：109

●「清明上河図」にみる医学的方面
医道の日本、No. 460（12）：100

昭和58年（1983）

単 行 本：

●『道教』第2巻〔共著〕
平河出版社、4月

原　著：

●中国伝統医学の底面と側面
漢方の臨床、30（2）：3

●経穴、経穴名および任脈、督脈等に関する一考察
（6）医道の日本、No. 462（4）：81
（7）医道の日本、No. 463（5）：86
（8）医道の日本、No. 465（6）：87
（9）医道の日本、No. 466（7）：94

●「反射区（足）指圧健康法」「病理按摩」について
（その四）治験例
医道の日本、No. 464（4）：25
（その五）補遺
医道の日本、No. 467（7）：80

●啓脾湯エキス剤使用経験
中医臨床、4（3）：49

●はずみつく針への科学的アプローチ、産婦人科を中心に効果解明と普及への努力続く
NIKKEI. MEDICAL、1月号、158

●医業経営のキーポイント、勇気ある転進
NIKKEI. MEDICAL、2月号、48

●漢方臨床（産婦人科）
東京漢方臨床研究会、5月号、1

●鍼灸（阿是穴）
日母医報、No. 397（5）：7

座　談　会：

●産婦人科と鍼灸治療
　医道の日本、No. 462 (5)：6

●冷え症の東洋医学的診断と治療
　東洋医学49号、8月、14

発表・セミナー・講演等：

●中国医学と道教（Ⅲ、薬籤について）
　第84回日本医史学会総会､5月22日（横浜）

●非特異性膣炎の漢方エキス剤治験例
　第6回日本プライマリー・ケア学会、6月12日（東京）

●外陰膣カンジダ症に対する竜胆瀉肝湯の効果
　第8回三多摩漢方研究会､6月25日（東京）

●足反射区療法について
　第24回針灸トポロジー研究会、9月11日（京都）

●産婦人科と漢方
　第8回埼玉縣産婦人科医会、漢方医学同好会、10月19日（大宮）

●針治療の基礎その1
　第4回中国医学セミナー、11月23日（東京）

●「漢方薬と鍼灸の併用効果」（産婦人科領域）
　第9回三多摩漢方研究会、12月3日（東京）

●基礎から学ぶ産・婦人科領域のハリ・漢方
　メディカル・コアセミナー、6月25・26日（東京）

商　業　誌：

●半導体ダイオードをはると肩こりがとれる
　現代家庭療法百科、261

紹　　介：

●日本国吉元昭治君乃飽学之士
　聖徳、46期9、台湾台中（中国語）

●気功考略
　気功、3 (1)：47、中国北京（中国語）

●脚反射区按摩療法
　伍鋭敏訳、日本医学介紹、4 (9)：37、中国北京（中国語）

●臨時扶鸞、吉元昭治博士諸縁
　三世因果、6月、9、台湾台中（中国語）

エッセイ：

●台湾人小児の謎
　医道の日本、No. 461 (1)：99

●「吾輩ハ描デアル」より
　医道の日本、No. 462 (2)：102

●再び浅田宗伯
　医道の日本、No. 463 (3)：110

●「氷川清話」―勝海舟
　医道の日本、No. 464 (4)：108

●「MANKOWSKY氏」
　医道の日本、No. 469 (9)：108

●「麻雀」
　医道の日本、No. 470 (10)：97

●昭和初期のくすりの広告
　医道の日本、No. 471 (11)：99

●清代の医師と民間療法（一）
　医道の日本、No. 472 (12)：101

●台湾の民間療法
　医道の日本、No. 471 (11)：カラー版

昭和59年（1984）

単　行　本：

●「薬籤」について―牧尾良海博士頌寿記念論集〔共著〕
　『中国の宗教・思想と科学』、山喜房、6月

●家庭療法事典〔共著〕
　潮文社、7月

●足の反射療法（Reflexzonenarbeit am Fuβ. Hanne Marquardt著）〔共訳〕
　医道の日本、3月

原　　著：

●「足の反射療法」速報―マルカート女史方式
　医道の日本、No. 478 (6)：45

●鍼による折鍼と気胸、「鍼刺引起気胸五例分析」の紹介
　医道の日本、No. 478 (6)：27

●西ドイツ行、足の反射療法を確認に

医道の日本、No. 479 (7)：110

●虹彩診断法について

医道の日本、No. 476 (4)：90

●Über die Anästhesie durch Akupunktur im gynäkologischen Bereich, DER Akupunkturarzt Aurikulotherapeut, 5 (10)：138

●漢方処方と人蔘の併用例

やげん、7 (10)：8

●一西ドイツ行一足の反射療法を確認に

北多摩医師会報、5月10日

●産婦人科心身症の物理療法（東洋医学的）

心身症診療Q＆A

●中国医道と道教一その流れ一薬籤について

漢方の臨床、30 (12)：266

発表・セミナー・講演：

●中国医学と道教（IV. 善書について）

第85回日本医史学会総会、4月21日（名古屋）

●最近の針の事情について

三鷹市医師会、2月24日（東京）

●反射区療法について

青森縣立視力障害者センター、10月7日（青森）

●帯下に対するツムラ竜胆瀉肝湯の応用とその評価〔共同発表〕

第4回日本産婦人科漢方研究会、5月16日（仙台）

●7年及び8年間無月経に対する針灸及び漢方の効果

第7回日本プライマリ・ケア学会、6月10日（岡山）

●耳針法を中心とした二、三の治療法

第15回針灸実践講座、6月16日（東京）

●足の反射療法一理論と実際

小田原衛生学園専門学校セミナー、7月22日（小田原）

●足の反射療法（実技セミナー）

麹町リバースセミナー、8月4・5日（東京）

●産婦人科領域のハリ・漢方一入門講座と実技指導

メディカルコア、9月15・16日（東京）

●足の反射療法と月経困難症

第12回千葉東洋医学シンポジウム、10月10日（千葉）

●足の反射療法

第2回東方医学会、10月13日（東京）

●足の反射療法一入門講座と実技指導

麹町リバースセミナー、10月27・28日（東京）

●足の反射療法の経験

第68回日産婦学会関東連合地方部会、10月14日（松本）

●「月経困難症をめぐって」

第5回日母中医学セミナー、11月23日（東京）

商業誌：

●全身の縮図、〈足の裏〉の自由に病気を治すすごい急所

安心、4月号、25

●大反響、「足の裏」療法の新工夫

安心、10月号、28

紹　介：

●高麗人参について

医道の日本、No. 475 (3)：カラー頁

●黒い森を訪ねて足の反射療法の源流を探る

医道の日本、No. 477 (5)：カラー頁

●韓国民族村でみた李王朝時代の田舎の医院

医道の日本、No. 480 (8)：カラー頁

エッセー：

●清代の医師と民間療法（二）

医道の日本、No. 473 (1)：104

●清代の医師と民間療法（三）

医道の日本、No. 474 (2)：101

●餃子（ギョーザ）

医道の日本、No. 475 (3)：118

●餃子一つづき、うどんのルーツ

医道の日本、No. 477 (5)：114

●衣冠療法

医道の日本、No. 478 (6)：94

●中国古代の休暇

医道の日本、No. 479 (7)：95

●「傘」と「華蓋」

医道の日本、No. 480 (8)：106

●天然療法

医道の日本、No. 483 (11)：95

●いろいろなめずらしい治療法

医道の日本、No. 484 (12)：106

昭和60年（1985）

原　著：

●傷寒雑病論—針灸的見地などから

東方医学、6 (1)：94

●アンテナをはって創造を

医道の日本、No. 485 (1)：5

●妊婦禁穴についての検討

「上海針灸誌」1984年4月号、周淑英一訳、医道の日本、No. 485 (1)：87

●胎位異常矯正法—三陰交、至陰穴刺鍼法による

「陝西中医」1984年2月、呉沢森原著一訳、医道の日本、No. 486 (2)：15

●耳介経絡の新しい発見

安徽省蕪湖市中医院、尉迟詩著、仝小林原著—訳、医道の日本、No. 486 (2)：24

●「温鍼療法」について

「陝西中医誌」1984年5月、陳永治原著一訳、医道の日本、No. 487 (3)：44

●「温鍼療法」—追加

医道の日本、No. 489 (5)：32

●長期間続発性無月経例に対する鍼・漢方エキス剤の併用効果

東洋医学、13 (3)：60

●ハリ・クリニック

産婦人科治療、50 (3)：324

●産婦人科と「足の反射療法」

助産婦、39 (2)：20

●台湾の「足の反射療法」の現況

医道の日本、No. 491 (7)：56

●「足の反射療法」臨床成績

医道の日本、No. 492 (8)：38

●だるさをとるのに効果的な漢方・中医学、朝鮮人参や体操など〔共著〕

フットワーク、7月号、41

●帯下に対するツムラ竜胆瀉肝湯の応用とその評価〔共著〕

産婦人科漢方のあゆみ、2月、23

●正統医学と非正統医学

漢方と中医学、3号、10

●人体のネットワークシステムを探る〔共著〕

メカニックマガジン、10月号、26

●「針薬同源」論

東洋医学、63 (10)：52

●蜂針療法の効果

蜂針10月号、42

発表・セミナー・講演等：

●中国医学と道教（V. 現在のシャーマニズムの見地から）

第86回日本医史学会総会、5月25日（弘前）

●産婦人科と「足の反射療法」

昭和59年度助産婦再教育講習会、2月21日（東京）

●足の反射療法

花田学園卒後研修会、2月9日（東京）

●足の反射療法—入門講座と実技指導

麹町リバース、2月23・24日（東京）

●足からの健康法

朝日カルチャーセンター、3月5・12日（東京）

●足の反射療法

第36回日本東洋医学会総会、5月19日（東京）

●鍼灸講義

癌センター、3月9日（東京）

●漢方薬の基礎（Ⅰ）（Ⅱ）

花田学園卒後研修会、6月15・22日（東京）

●道教（中国医学と道教）

池袋コミュニティ・カレッジ、6月3日（東京）

●耳針法を中心とした二、三の治療法

第17回針灸実践講座、6月16日（東京）

●慢性肝炎に対する小柴胡湯の治療経験

第2回漢方学術講演会、9月7日（東京）

●漢方の背景
関東医師漢方研究会、7月27日（東京）
●瘀血（1）
関東医師漢方研究会、9月12日（東京）
●瘀血（2）
関東医師漢方研究会、10月18日（東京）
●足の反射療法の講演と実技指導
中国北京、日中友好医院、10月8日
中国北京、北京中医学院、10月9日
中国上海、上海中医学院、10月11日
●蜂鍼療法
世界養蜂会議、10月16日（名古屋）
●産婦人科における漢方、針灸併用療法について（長期無月経について）
第70回日産婦会、関東連合地方部会（千葉）
●漢方の基礎的考え方
三多摩中医学研究会（東京）
●奇経療法の実際、イオンパンピング
第6回日母中国医学セミナー、11月23日（東京）
●漢方エキス剤とコージンの肝臓障害に対する効果
第3回東方医学会、11月16日（東京）
●産婦人科領域のハリ・漢方
メディカル・コア、12月14・15日（東京）

紹　介：
●針灸治療婦産科疾病的近況
浙江中医誌、董秀琴原著―訳、(6)：286
●簡便易行的「足反射療法」
健康報、9月29日（中国北京、中国語）
●不思議によく効く足の反射療法
青木マリ著、吉元昭治監修、日本文芸社、12月11日

商業誌：
●大反響！誰にもすぐでき、すごく効く「足の裏」療法、総まとめ図鑑
安心、5月、1
●全国ユニーク専門病院、東洋医学
週刊現代、9月28日号、134

エッセイ：
●「なぞなぞ」
医道の日本、No. 485 (1)：113
●「馬殺鶏」
医道の日本、No. 486 (2)：103
●「ジャラン、ジャラン」
医道の日本、No. 487 (3)：108
●望聞問切の聞（その一）
医道の日本、No. 488 (4)：114
●望聞問切の聞（その二）
医道の日本、No. 489 (5)：94
●『漢字再発見』から
医道の日本、No. 490 (6)：90
●誤字―中医試験にみる
医道の日本、No. 491 (7)：105
●「人民人報」海外版―創刊号
医道の日本、No. 492 (8)：116
●小便組
医道の日本、No. 493 (9)：93
●「こわしや」
医道の日本、No. 494 (10)：109
●『文明の研究』
医道の日本、No. 495 (11)：113
●内服・鍼以外の療法
医道の日本、No. 496 (12)：108

昭和61年（1986）

単行本：
●足の反射療法教本〈実技編〉〔共著〕
6月25日

原　著：
●これからの手技療法はいかにあるべきか
マニプレーション、1 (1)：87
●「足の反射療法」の講義と実習を中国で
医道の日本、No. 497 (1)：106
●耳針臨床応用の近況
東洋医学、14 (1)：58、董秀琴原著―訳
●慢性肝炎に対する漢方エキス剤と高麗人参との併用効果
漢方診療、5 (1)：32

●中医学に基づく竜胆瀉肝湯エキス剤の肝障害に対する効果
新中医研究、2 (2)：63
●救急車の思い出
小平医師会会報、No. 137、17
●圧痛点とその周辺的事項について
医道の日本、No. 500 (4)：143
●足反射療法
国外医学中医中薬分冊、8 (4)：40 (中国語)
●中国伝統医学と道教 (1)
東洋医学、14 (5)：1
●中国伝統医学と道教 (2)
東洋医学、14 (6)：83
●痛み―鎮痛と東洋医学
産と婦、53 (5)：49
●蜂針療法をかえりみて
蜂針、12号、68
●蜂針療法の効果
第30回国際養蜂会議総集録、529
●瘀血症診断方法とその臨床的意義
陳沢霖他原著、漢方の臨床、33 (4)：3―訳
●「古典を考える」
中医臨床、7 (4)：20

講演・セミナー・発表：
●中国医学と道教（VI. 医神について）
第87回日本医史学会総会（広島）
●針灸学講座、婦人科
東方医療財団、10月12日（東京）
●妊娠悪阻におけるツムラ小半夏加茯苓湯と針の併用効果について〔共同発表〕
順天堂漢方療術講演会、9月6日
●Akupunkturbehandlung in der Geburtshilfe u. Gynäkologie.
DEUTSCHE AKADEMIE FüR Akupunktur u. AurikuloMedizin、1986年総会、10月31日（ドイツ、ダルムスタット）
●同上題名
オーストリー、ウイン、ウィーン大学、ボルツマン研究所、11月7日

座 談 会：
●子宮筋腫・子宮内膜症の東洋医学的診断と治療
東洋医学、66 (6)：16
●『気・血を語る』漢方、鍼灸の両サイドから (1)
医道の日本、No. 504 (8)：54
●『気・血を語る』漢方、鍼灸の両サイドから (2)
医道の日本、No. 505 (9)：59

商 業 誌：
●月経困難症には鍼灸・指圧
朝日健康情報、フットワーク、8月号、17
●足のウラのツボ
週刊ポスト、3月21日号、28
●あなたの体調を知るのは「顔色」より「足の裏色」
家庭画報、5月号、132

紹　　介：
●足の反射療法―中国講演
医道の日本、No. 497 (1)：カラー頁
●「創刊五〇〇号記念特集」を見て
医道の日本、No. 502 (6)：124
●O－リングテストによせて
医道の日本、No. 502 (6)：41

エッセイ：
●奇経八脈と道教
医道の日本、No. 497 (1)：118
●創作コント・ジョーク集
医道の日本、No. 498 (2)：112
●藪医者
医道の日本、No. 499 (3)：98
●中薬の符牒
医道の日本、No. 501 (5)：101
●笑い咄
医道の日本、No. 502 (6)：120
●香港の地下鉄
医道の日本、No. 503 (7)：114
●灸の「壮」とは
医道の日本、No. 504 (8)：145

●「脈診」のいいつたえから
　医道の日本、No. 506 (10)：110
●「パンティ」の効用
　医道の日本、No. 507 (11)：107
●最近の若者の流行語
　医道の日本、No. 508 (12)：107

昭和62年（1987）

単行本：
●ラーブ博士の体操療法〔共訳〕
　医道の日本、5月
原　　著：
●西ドイツ、オーストリーから帰って
　小平市医師会報、No. 145、5
●西ドイツ、オーストリーで、ドイツ鍼アカデミー、ウィーン大学の講義を終えて
　医道の日本、No. 509 (1)：111
●瘀血
　千葉縣船橋市産婦人科医会、1、1
●顔面診断法
　医道の日本、No. 510 (2)：45
●『傷寒論』成立の背景
　東洋医学、15 (2)：42
●足のうらの健康法
　More、9月号、180
●顔色が青白く若いころから下半身の冷えが強い人の不快症状は当帰芍薬数で治る
　安心、10月号、84
●「中医薬国際学術会議、展覧会」に出席して
　医道の日本、No. 518 (10)：131
●中国伝統医学と道教（3）―道教医学について
　東洋医学、15 (2)：70
●中国伝統医学と道教（4）―「道典中の湯液療法について」
　東洋医学、15 (3)：37
●道教簡記（その一）
　東洋医学、15 (6)：81
講演・セミナー・発表：
●中国医学と道教（Ⅶ. 黄庭経と身神）
　第88回日本医史学会総会、4月5日（東京）
●「産婦人科の針及び漢方療法」
　第10回栃木県産科婦人科漢方研究会、3月20日（宇都宮）
●三尸説（中医学と道教との関係において）
　第38回日本東洋医学総会、5月24日（東京）
●DIODE THERAPY, SINOMED '87 INTERNATIONAL CONFERENCE ON TRADITIONAL CHINESE MED, & PHARMACOLOGY、7月17日（上海）
●銀翹散と桑菊飲の治験
　第16回三多摩漢方研究会、7月4日（東京）
●不定愁訴症候群と漢方療法
　調布市医師会、7月29日（東京）
●足の反射療法
　第2回国際PIA療法学会、10月17日（東京）
●産科領域における針灸治療
　第19回針灸学講座、東方医療財団、11月5日（東京）
●銀翹散と桑菊飲について
　第5回東方医学会、10月25日（東京）
●針治療入門
　第8回日母中医学セミナー、11月1日（東京）
●補中益気湯の研究〔共同発表〕
　第17回三多摩漢方臨床研究会、11月21日（東京）
紹　　介：
●ヨーロッパで
　小平市医師会報、No. 155、4
●日本学者対六行説研究
　浙江中医誌、4、190（中国語）
●ニヨイトン健康法
　ESSE、12月号
●足の反射療法
　躍進、10月号、76
エッセイ：
●「六行説」
　医道の日本、No. 509 (1)：121

●ストレス解消のために
　　医道の日本、No. 510 (2)：107
●先生
　　医道の日本、No. 511 (3)：105
●音楽療法と芳香療法
　　医道の日本、No. 512 (4)：118
●おはなし
　　医道の日本、No. 513 (5)：122
●パンティーの効用（続き）など
　　医道の日本、No. 514 (6)：122
●医者と坊主（医学と宗教）(1)
　　医道の日本、No. 515 (7)：139
●医者と坊主（医学と宗教）(2)
　　医道の日本、No. 516 (8)：130
●「八十一」
　　医道の日本、No. 517 (9)：133
●「五十二病方」から
　　医道の日本、No. 518 (10)：137
●スゴイ効きめの秘薬中の秘薬「紅鉛」
　　医道の日本、No. 519 (11)：143
●女傑一女几
　　医道の日本、No. 520 (12)：135

昭和63年（1988）

原　著：
●道教簡史
　　東洋医学、16 (2)：60
●ダイオード（Diode）療法
　　中医薬国際学術会議講演記録集、3月、32
●眠鍼療法の一例
　　医道の日本、No. 524 (4)：11
●銀翹散と桑菊飲の経験
　　漢方の臨床、35 (4)：11
●韓国の伝統医学
　　東洋医学、16 (3)：13
●足に健康の泉があった一足の反射療法でパワーアップ
　　あいきやん、6月号、1
●奥田本『吉益東洞先生門人帳』を読んで
　　漢方の臨床、35 (10)：11

発表・セミナー・講演等：
●中国医学と道教（Ⅷ. 扶鸞）
　　第89回日本医史学会総会、5月16日（東京）
●足に健康の泉があった一今、欧米でも話題の健康法
　　ウエルスセンター、3月12日
●足の反射療法（実技を主として）
　　北海道鍼灸師会、4月10日（札幌）
●伝屍説について
　　第39回日本東洋医学会、6月11日（札幌）
●産褥乳汁分泌不全に対する鍼療法について（第一報）〔共同発表〕
　　第75回日産婦関東連合地方部会、6月19日（東京）
●吸着プローブレーザーの治療（第一報）
　　第9回日本レーザー医学会、11月29日（大阪）
●産婦人科の東洋医学療法の実際
　　メディカルコア、7月9・10日（東京）
●産婦人科領域における針灸治療
　　第20回針灸学講座、東方医療財団、11月13日（東京）
●順天堂大学浦安病院の漢方、鍼灸外来
　　第9回日母中国医学セミナー、11月27日（千葉）
●産褥乳汁分泌不全に対する鍼治療について〔共同発表〕
　　第1回順大産婦人科同窓会合同研究会、12月10日（東京）
●体のもう一つの見方一第三平衡理論、反射理論、人体ホログラフィー理論
　　第1回順大産婦人科同窓会合同研究会、12月10日（東京）

紹　介：
●吉元先生台湾視察報告会
　　東洋薬行、4月23日
●吉元昭治先生訪問記
　　診療研究、No. 218 (7)：2
●ドイツ式「足の裏療法」
　　わたしの健康、8月号、8

エッセイ：

●中国の正月風俗

医道の日本、No. 521 (1)：146

●Ja-Chinese (和製中国語)

医道の日本、No. 522 (2)：131

●茘枝（子）と『妃子笑』

医道の日本、No. 523 (3)：107

●何処へいったんでしょうね（一）

医道の日本、No. 524 (4)：138

●何処へいったんでしょうね（二）

医道の日本、No. 525 (5)：136

●映画（一）

医道の日本、No. 526 (6)：132

●映画（二）

医道の日本、No. 527 (7)：128

●映画（三）

医道の日本、No. 528 (8)：120

●映画（四）

医道の日本、No. 529 (9)：136

●映画（五）

医道の日本、No. 530 (10)：146

●映画（六）—追補

医道の日本、No. 531 (11)：140

●「衛生漫画」—中国『健康報』より

医道の日本、No. 532 (12)：142

平成元年（1989）

単行本：

●道教と不老長寿の医学

平河出版社、1月

●足のウラから病気を治す

健友館、11月

●耳と体のツボ指圧〔共訳〕

Frank Bahr原著、谷口書店、11月

原　著：

●「ノイエス」と「やってみなはれ」

医道の日本、No. 538 (6)：5

●吸着式プローブレーザーの治験

全日本鍼灸会誌、39 (1)：86

●婦人科臨床における腹診の応用

鄭其国原著、浙江中医誌、1988年11月、

東洋医学、16 (6)：42—訳

●道教医学研究の必要性

東洋医学、16 (6)：115

●道教与伝統医学的関係及其研究

楊宇訳、四川大学学報、1992年3月、105 (中国語)

●中国伝統医学与道教

楊宇訳、宗教学研究、1988年2月、76 (中国語)

●日本学者対中国気功的研究

漆浩日本医学介紹、4、189 (中国語)

●銀翹散と桑菊飲의研究

醫林、192号、86 (韓国語)

●健康増進について

蜂針研究、No. 18、48

●薬籤

小平市医師会報、No. 172、1

●吸着プローブレーザーの治療（第一報）

日本レーザー医学会誌、9 (3)：371

●薬枕（神枕）（上）

東洋医学、17 (6)：63

●「銭氏白朮散」について

漢方の臨床、35 (12)：122

●憶々　知愚庵先生

漢方の臨床、36 (12)：82

発表・セミナー・講演：

●中国伝統医学と道教（薬枕、神枕）

第90回日本医史学会総会、5月14日（熊本）

●吸着および貼布型プローブレーザー機器の開発と治験〔共同発表〕

第40回日本東洋医学会総会、5月27日（東京）

●吸着式プローブレーザーの治験

第89回全日本鍼灸学術大会、6月3日（金沢）

●道教と東洋医学

東アジアの道教と科学に関する国際会議、8月23日（韓国、ソウル）

●新開発低出力多チャンネル方式レーザー

第7回日本東方医学会、10月21日（東京）

●Suction Probe Laser Therapy

第8回国際レーザー外科・内科会議、11月4日（台湾、台北）

●東洋医学の実際

メディカルコア、3月18・19日（東京）

●針灸学講座、婦人科領域における針治療

第21回針灸学講座、東方医療財団、11月19日（東京）

●足の反射療法について

東日本鍼灸学生大会総会、10月22日（東京）

●瘀血について

第14回埼玉縣産婦人科医会漢方医学同好会、12月20日

●南宋時代のスタイルの母娘

小平市医師会報、No. 152、1

座談会：

●気の医学

東洋医学、17 (1)：17

商業誌：

●大流行「ハイヒール症候群」は女性の大敵だ

週刊現代、6月10日、177

●驚異のゾーンセラピー出産

週刊女性、186

●神秘の「紅」なに語る、藤の木古墳

読売新聞、9月10日

●天然痘の薬草に羊蹄、平城宮東院南方遺跡から木簡

読売新聞、9月13日

●足の裏には人体の縮図がある

Enjoy Graffti、7月号、20

●「道教医学」の跡をたどる、苦心のフィールドワークの成果

毎日新聞、2月19日

エッセイ：

●「大掃除」と「蝿取りデー」

医道の日本、No. 534 (2)：142

●びんずる（賓頭盧）

医道の日本、No. 535 (3)：136

●清荒神

医道の日本、No. 536 (4)：125

●中山寺

医道の日本、No. 537 (5)：138

●石切劔箭（つるぎや）神社（石切神社）(1)

医道の日本、No. 539 (7)：138

●石切劔箭神社（石切神社）(2)

医道の日本、No. 540 (8)：134

●故郷（ふるさと）は遠きにありて憶うこと

医道の日本、No. 541 (9)：132

●とげぬき地蔵（巣鴨万頂山高岩寺）

医道の日本、No. 542 (10)：128

●ソウルで

医道の日本、No. 543 (11)：128

平成2年（1990）

単行本：

●臨床医家のための鍼灸療法

医道の日本社、5月

●経脈操

台湾李家雄原著、訳、谷口書店、7月

原著：

●薬枕（神枕）（下）

東洋医学、18 (1)：117

●気功ブームにおもう

大法輪、6月号、34

●軽身と軽身薬について

漢方の臨床、37 (6)：674—訳

●ファジイな考え方

医道の日本、No. 552 (8)：102

●妊婦と漢方薬

産婦の世界、' 90増刊号、25

●中医顔面、五官、四肢診断の研究発展

医道の日本、No. 553 (9)：16

発表・講演・セミナー：

●経絡と針灸

三多摩中医研究会、3月20日（東京）

●「足の反射療法」はまさに東洋医学

鍼灸学生交流会、2月2日（東京）

●中国医学と道教（X. 血潮説）

第91回日本医史学会総会、4月21日（岡山）

●足の反射療法

自然療法研究会、5月4日（長野、飯田市）

●吸着および貼布型プローブレーザーの機器の開発と治験（第2報）

第41回日本東洋医学会総会、5月12日（福岡）

●日常診療における東洋医学の実際'90

メディカルコア、5月26日（東京）

●道教医学のホリステック、ヘルス観、不老長寿の源流を探る

第11回日本ホリスティック医学協会、マンスリーフォーラム、6月10日（東京）

●足の反射療法

花田学園卒後研修会、6月30日（東京）

●婦人と漢方薬、正しい漢方の使い方

武蔵野市民フォーラム、7月8日（東京）

●足の裏は全身の健康を映す鏡

タイシンクラブ第13回講演会、8月11日（東京）

●Laser Treatment Based on Acupuncture Theory

Low Power Laser in Medicine '90、9月22日（東京）

●足の反射療法

小田原市医師会、10月16日（小田原）

●Application New Type Laser of Oriental Medicine

The 6th International Congress of Oriental Medicine (ICOM)、10月20日（台北）

●多チャンネル、低出力レーザーの鍼灸学的応用

第11回日本レーザー医学大会、11月9日（金沢）

●多チャンネル低出力レーザーの鍼灸学的応用

第8回日本東方医学会、11月10日（東京）

●足の反射療法

花田学園卒後教育研修会、11月17日（東京）

●産婦人科領域の鍼灸

第22回東方医療財団講座、11月18日（東京）

●低出力レーザーの開発と治験（第2報）

順天堂大学産婦人科学教室同窓会合同研究会、12月8日（東京）

座 談 会：

●アングルを変えると医学はおもしろい

東洋医学、17 (6)：17

●人間、間中喜雄を語る

医道の日本、No. 546 (8)：2

商 業 誌：

●足の裏は全身各器官の健康状態を映し出す鏡である

長生、2月号、4

●神仙になるための数々の中から気功法が生まれた

ターザン、2月号、40

●足で解決体の不調

ルクール、8月号、149

エッセイ：

●真是針

医道の日本、No. 547 (3)：126

●お経のはなし

医道の日本、No. 548 (4)：128

●創作落語、膏肓（肓）(1)

医道の日本、No. 549 (5)：140

●創作落語、膏肓（肓）(2)

医道の日本、No. 550 (6)：126

●人面犬

医道の日本、No. 551 (7)：122

●僵尸（キョンシー）(1)

医道の日本、No. 552 (8)：124

●僵尸（キョンシー）(2)

医道の日本、No. 553 (9)：128

●北ホテル（Hotel de Nord）

医道の日本、No. 554 (10)：138

●僵尸（キョンシー）(3)
医道の日本、No. 555 (11)：136

紹　介：

●A NEW TRANSLATION OF 黄帝内経〔共著〕
漢方研究、11月号、334

●魏晋神仙道教
胡采琛、人民衛生出版、6月、312頁

平成3年（1991）

単 行 本：

●台湾寺廟薬籤研究（道教医方与民間療術）
台湾台北武陵出版、1月(中国語)(『道教と不老長寿の医学』の台湾版)

●道教의科学〔共著〕
都珖淳編、中国의道教医学、12月、比峰出版、韓国ソウル（韓国語）

●中国의道教医学〔共著〕
道教学研究第五輯、韓国道教協会、漢陽大学、5月、韓国ソウル（韓国語）

●神枕（薬枕）〔共著〕
牧尾良海博士喜寿記念、儒仏道三教思想論攷、山喜房仏書林、2月

原　著：

●古代中国医学と道教、その一
東洋医学、19 (4)：65

●古代中国医学と道教、その二
東洋医学、19 (6)：81

●中国伝統医学と道教
日本歯科東洋医会誌、10 (1)：55

●生理痛について (1)〔共著〕
医道の日本、No. 563 (7)：83

●生理痛について (2)〔共著〕
医道の日本、No. 565 (9)：40

発表・セミナー・講演：

●生理痛に対する東洋医学的診かたと治療法
臨床東洋医学セミナー、3月1日（大阪）

●鍼灸
三多摩中医研究会、3月16日（東京）

●足の反射療法
八王子そごうダリヤ友の会、3月19日（八王子）

●中国医学と道教（XI. 金瓶梅から）
第92回日本医史学会総会、6月1日（京都）

●足の反射療法
花田学園卒後研修会、6月8日（東京）

●『金瓶梅』にみる中国医学と道教
日本医史学会例会、6月22日（東京）

●出血
中医学基礎応用講座、9月21日（東京）

●『金瓶梅』と道教、民俗、風習医学
日本医史学会例会、9月28日（東京）

●『足うら健康法』
西武百貨店池袋健康クラブ、10月10日（東京）

●吸着プローブレーザーの開発と治験〔共同発表〕
第9回東方医学会総会、10月12日（東京）

●Multiple Channel Low Power Laser〔共同発表〕
The International Congrres on Traditional Medicine、10月20日（中国、北京）

●婦人科領域における針治療
第23回針灸学講座、11月10日（東京）

●多チャンネルレーザーの治験（第3報）
順天堂大学産婦人科学教室同窓会合同研究会、12月14日（東京）

座 談 会：

●月経異常から不妊症まで
鍼灸、7 (2)：4

紹　介：

●日本道教与中医関係研究的新成果
楊宇、宗教学研究、90年1-2号、24（中国語）

●日本著名中医医家　吉元昭治
上海中医薬報、4月20日（中国語）

●日本名中医　吉元昭治
中国中医薬報、6月28日（中国語）

●蜂針
　　NHKテレビ放送、12月9日
エッセイ：
●医者に捧げる感謝の額
　　医道の日本、No. 558 (2)：138
●北京の五十五日（1）
　　医道の日本、No. 559 (3)：129
●北京の五十五日（2）
　　医道の日本、No. 560 (4)：150
●中国の古い薬屋風景
　　医道の日本、No. 561 (5)：146
●香港の「宋城」
　　医道の日本、No. 562 (6)：139
●無題（カンジダ・蛙脱走事件・超音波診断法）
　　医道の日本、No. 563 (7)：150
●冬冬（トントン）の夏休み
　　医道の日本、No. 564 (8)：150
●変なようで変でない話（1）
　　医道の日本、No. 565 (9)：150
●変なようで変でない話（2）
　　医道の日本、No. 566 (10)：150
●テレビ創生時代
　　医道の日本、No. 567 (11)：159
●変なようで変でない話（3）
　　医道の日本、No. 568 (12)：156

平成4年（1992）

単行本：
●道教와不老長寿医学
　　都珖淳訳（『道教と不老長寿の医学』韓国版）、オープンブックス、ソウル（韓国語）、2月
●中国の霊籤・薬籤集成〔共著〕
　　風響社、3月
●道教与不老長寿医学
　　楊宇訳（『道教と不老長寿の医学』中国版）、四川出版社、中国成都（中国語）、9月
●道教与中医学、道教第2巻〔共著〕
　　上海古籍出版社（中国語）、11月
原　著：
●軽身와軽身薬와関하여
　　醫林、No. 206 (1)：78（韓国語）
●古代中国医学と道教（その三）
　　東洋医学、20 (1)：67
●道教与伝説医学的関係及其研究
　　楊宇、四川大学報、3期、105（中国語）
●古代中国医学と道教（その四）
　　東洋医学、20 (3)：99
●『金瓶梅』にみる中国医学
　　日本医史会誌、38 (1)：133
●「道教医学の提唱」
　　漢方の臨床、39 (4)：68
●蜂針偶感
　　蜂針、No. 22、54
●中医学のルーツをたどる（その一）
　　気功、No. 31、5
●骨粗鬆症、慢性リウマチ、変形性関節症などの診断基準
　　医道の日本、No. 574 (6)：88
●多チャンネルレーザーの治験（第2報）
　　東方医学、8 (1)：45
●金瓶梅と道教医学
　　東方宗教、79号、36
●第三平衡理論と第六平衡理論
　　医道の日本、No. 578 (10)：8
●第一回国際中国医学史会議に出席して
　　漢方の臨床、35 (10)：86
●日本における道教の影響（1）
　　気功、No. 33、9
●鍼灸美容概説（1）肥満治療
　　医道の日本、No. 580 (12)：36
●道教とは何か
　　気功、No. 32、5
●道教のコスモロジー
　　気功、No. 33、7
発表・セミナー・講演：
●中国医学と道教（XII. 韓国医書について）
　　第93回日本医史学会総会（東京）

●癥瘕の一例と文献的考察
第10回日本東方医学会、10月25日（東京）
●薬枕について
第一回国際養生会議、4月28日（上海）
●低出力多チャンネルレーザー
第43回日本東洋医学会総会（横浜）
●中国医学と道教
第1回国際中医史会議、8月21日（北京）
●道教が中国医学に与えた影響について
神仙思想に関する会議、10月5日（ソウル）
●日常診療における中医学の実際
5月9・10日（東京）
●実地医学のための鍼灸実習トレーニング
9月13日、10月11日、11月22日、12月6日、1993年1月17日、2月14日（東京）
●産婦人科領域における鍼灸治療
第24回鍼灸学講座、東方医療振興財団、10月25日
●足の反射療法
八王子そごう、3月28日、12月5日（八王子）
多摩そごう、6月27日、12月23日（多摩）
京都針灸師会、6月14日、11月29日（京都）
国立リハビリテーション、10月17日（所沢）

商業誌：

●耳と舌は私たちの全身の健康状態をそのまま映しだす鏡である
長生、2月号、30
●全身の健康状態をうつし出し、足の裏をマッサージして肩こり、腰痛、便秘症を解消する
長生、4月号、54
●珍しいミツバチ針療法
健康のひろば、2月11日、4
●仙人願望の背景を探る、現世利益が生んだ驚異の道教医学
AZアズ、9月号、82
●NHKの蜂針放映、全国的に大きな反響
日本養蜂新聞、7月25日
●足や耳は全身を映す鏡
致治、8月号、126
●足の反射療法
毎日ライフ、10月号、122

紹　介：

●道教与中医学的関係及其研究、その五、巫医現象
楊宇、中医薬信報、1月4日（成都、中国語）
●『道教与不老長寿医学』
四川新書目、第275期、3月20日（中国語）
●吉元昭治。中国当代中医名人志、1226頁
7月（北京、中国語）、日本人医師でただ一人紹介される
●日本の中国学の責任と課題
週刊読売、10月28日

エッセイ：

●飛行機雲と新宿副都心
医道の日本、No. 570 (3)：148
●游於芸
医道の日本、No. 571 (4)：154
●台湾でみた『教育勅語』
医道の日本、No. 572 (5)：159
●「イクラはイクラ？」「人生は短い」
医道の日本、No. 573 (6)：160
●予備校生にみる気質の変化
医道の日本、No. 574 (7)：172
●伏せ字（ふせじ）
医道の日本、No. 575 (8)：156
●非情都市
医道の日本、No. 577 (9)：166
●ヒットラーとお茶ピイ
医道の日本、No. 578 (10)：168
●駅
医道の日本、No. 579 (11)：164

平成5年（1993）

単 行 本：

●顔面望診法
（李家雄原著、日本版〔吉元訳〕）韓国版

鼎談社、1月（韓国語）

●この病気にこの刺激

法研、4月

原　　著：

●日本における道教の影響（2）

気功、No. 35、1、7

●日本における道教の影響（3）

気功、No. 36、4、4

●「反射理論—新人体局所診断学」

第1回マニピュレーション、8（2）：83

●「反射理論—新人体局所診断学」

第2回マニピュレーション、8（3）：88

●「反射理論—新人体局所診断学」

第3回マニピュレーション、8（4）：79

●多チャンネルレーザーの治験（第3報）

東方医学、9（2）：28

●中薬微量元素と抗老化作用との問題

李昌煌原著（浙江中医院、28（6）：42、1993）

東洋医学、21（4）：69—訳

●中医学の補剤と道教

中医臨床、14（2）：88

●四物湯合方の経験

東洋医学、21（7）：43

●中医学と道教（XII. 紅楼夢から）

日本医史誌、39（1）：23

●鍼灸美容概説（2）

柴文擧他原著、中国針灸、14（4）

医道の日本、No. 583（3）：65—訳

●鍼灸美容概説（3）

医道の日本、No. 590（11）：52—訳

●周期産医学と足の反射療法

臨床産婦人科、23（11）：1619

●神仙道教思想외漢医学

道教学研究、No. 11、57、韓国道教協会（韓国語）

●漢医学補剤외道教

道教学研究、No. 12、34、韓国道教協会（韓国語）

発表・セミナー・講演：

●中国医学と道教（XIII. 紅楼夢から）

第94回日本医史学会総会、5月15日（金沢）

●道教と中医学

東洋文化研究会、4月10日（東京）

●実地医家のための鍼灸トレーニング

5月25日、5月30日、6月27日、7月25日、7月26日、8月29日（東京）

●レーザー療法と私の臨床

花田学園卒後研修会、9月25日（東京）

●下半身の強度冷えに対する補中益気湯の効果

三多摩漢方研究会、6月14日（東京）

紹　　介：

●「第一回国際中国医学史会議」に出席して

日本医史誌、（39）2、265

●〔現場ルポ〕東洋医学を臨床現場に生かす開業医たち

Valeo、2月号、7頁

エッセイ：

●VSOP

医道の日本、No. 581（1）：7

●灸まんじゅう（灸まん）

医道の日本、No. 582（2）：159

●灸のこと（1）

医道の日本、No. 584（4）：168

●灸のこと（2）

医道の日本、No. 586（6）：169

●杉山神社（1）

医道の日本、No. 587（7）：166

●杉山神社（2）

医道の日本、No. 588（8）：180

●杉山神社（3）斉藤圭司先生のこと

医道の日本、No. 589（9）：182

●タコー血統と純血

医道の日本、No. 590（10）：172

●メロディーによせて

医道の日本、No. 592（12）：174

平成6年（1994）

単行本：

●養生外史「中国編」
医道の日本、6月

●養生外史「日本編」
医道の日本、10月

●ダイオード療法
エンタプライズ社、11月

●足の裏刺激健康法
実業之日本社、11月

●道教事典〔共著〕
平河出版社、3月

原　著：

●反射理論—新人体局所診断治療学
第4回、マニピュレーション、19 (1)：91
第5回、マニピュレーション、19 (2)：74
最終回、マニピュレーション、19 (3)：74
連載を終えて、「新しい枠組」への可能性、19 (4)：84

●中国医学と道教（XIV. 日本古代史から）
第95回日本医史会誌、40 (1)：84

●最近出版の中国蜂針書
蜂針、No. 24、41

●足の反射療法　補遺
医道の日本、No. 596 (4)：191

●鍼灸美容概説（4）
医道の日本、No. 598 (6)：80

●心に残る症例
医道の日本、No. 600 (8)：79

●長友次男先生とその業績（1）
医道の日本、No. 601 (9)：121

●長友次男先生とその業績（2）
医道の日本、No. 603 (11)：159

発表・セミナー・講演：

●婦人の下腹痛に対する当帰四逆加莫茱萸生姜湯の効果について〔共同発表〕
第45回日本東洋医学会総会、5月14日（神戸）

●中国医学と道教（XV. 日本古代史から）
第95回日本医史学会総会、5月15日（横浜）

●Lingzhi（霊芝）and it' s History
The 4th International Congress on Traditional Asian Medicine、8月19日（東京）

●子宮筋腫・更年期障害・冷え・のぼせ・月経困難症の鍼灸治療
日本鍼灸師会教育講習会、1月23日（東京）

●実地医家のための鍼灸トレーニング
メディカルコワ、2月19・20日（東京）

●道教医学について
気の医学セミナー、6月4日（東京）

●産婦人科における鍼灸治療
第26回鍼灸学講座、東方医療振興財団、10月16日（東京）

●足の裏から健康を
順天堂医療短大学園祭、10月30日（浦安）

●現代生活と道教
熊本ライオンズクラブ設立20周年記念、11月20日（熊本）

●実地医家のための鍼灸トレーニング
メディカルコワ、11月26・27日（東京）

紹　介：

●炎帝神農信仰
劉錫誠他原著、165頁、7月（北京、学苑出版社）、中国語

●日中友好新聞「日本と中国」に『養生外史』を紹介
医道の日本、No. 601 (9)：197

●この人、94年
医道の日本、No. 600 (8)：391。岐阜新聞、6月13日。岩手日報、6月11日。神戸新聞、6月15日。四国新聞、6月17日。北日本新聞、6月16日。南日本新聞、6月20日。新潟日報、6月13日。大分合同新聞、6月27日

●悲劇の宰相長屋王
辰巳正明、講談社、150頁

●養生外史出版記念パーティ
医道の日本、No. 604 (12)：4
●道教学探索　第捌号
国立成功大学、道教学研究室、411頁、12月
エッセイ：
●マーフィの法則
医道の日本、No. 594 (2)：178
●街から消えてしまったものや昔（1）
医道の日本、No. 595 (3)：174
●街から消えてしまったものや昔（2）
医道の日本、No. 596 (4)：194
●街から消えてしまったものや昔（3）
医道の日本、No. 598 (6)：174
●世の中から姿を消したもの
医道の日本、No. 599 (7)：198
●『続・マーフィの法則』と『ちょっとした幸せ』
医道の日本、No. 601 (9)：170
●病院にて
医道の日本、No. 603 (11)：184
●タンポポ
医道の日本、No. 604 (12)：183

平成7年（1995）

単行本：
●不老長寿と100の智恵
ベストセラーズ社、6月
原　著：
●『方薬合編』収載処方으로効果가좋았던極甚冷症
医林、No. 223、106 (韓国語)
●婦人の下腹痛に対する当帰四逆加莫茱萸生姜湯の効果に〔共著〕
漢方と最新治療、4 (1)：83
●霊芝とその歴史
養生、一号、54
●反射理論とフラクタル
医道の日本、No. 611 (7)：190
●「道教医学」研究の思想
楊宇原著（成都中医学報、No. 172、4）
東洋医学、23 (8)：1一訳
●低出力チャンネルの治験
上海針灸雑誌、14巻増刊号、223 (上海、日本語)
●『秘戯大戯』によせて
長城書店ニュース、12月
発表・セミナー・講演：
●中国伝統医学と道教（XVI.）
第96回日本医史学会総会（名古屋）
●漢方薬と道教
第4回国際伝統医薬シンポジウム、10月11・12日（富山）
●実地医家のための鍼灸実習トレーニング
メディカルコワ、1月21・22日、7月15・16日、9月16・17日（東京）
●中国医学
花田学園卒後研修会、3月4・8日（東京）
●道教と中国医学
東京心理学研究会、3月10日（東京）
●日本古代と道教
東洋文化研究会、8月12日（東京）
●つわりとBio-Band
順天堂大学医学部産婦人科教室同窓会合同研究会、12月9日（東京）
ビデオ：
●足の反射療法　2巻
トワエモンジュ社、7月
商業誌：
●漢方で治す月経困難症、生理不順に強いクリニックと病院
ホスピタウン、1月号、92
●更年期障害においしい漢方薬がぴったり
ウェルネス、2月号、96
●自然治癒力
ホスピタウン、4月号、42
●足のウラ刺激で内面からやせるからだを作る
自然薬健康法、6号、10
●足
ESSE、6月、10

紹　　介：

●古人の知恵を現代に、養生の歴史をわかりやすく

　中外日報、1月3日

●見直される第2の心臓―足

　毎日新聞、3月10日

●足の裏は全身の縮図

　岐阜新聞、8月5日

●足の裏をマッサージ

　日刊ウベニチ、8月19日

●「足の裏の刺激」で元気に

　西日本新聞、8月25日

●反射療法という体系

　中外日報、9月25日

●足の刺激健康法

　聖教新聞、11月25日

エッセイ：

●ステイタスシンボル

　医道の日本、No. 606 (2)：202

●マルイマルイと安曇野

　医道の日本、No. 608 (4)：176

●喜劇王

　医道の日本、No. 609 (5)：196

●豊葦原瑞穂国

　医道の日本、No. 610 (6)：212

●話しの泉（1）

　医道の日本、No. 611 (7)：212

●映画「風と共に去りぬ」を見て

　医道の日本、No. 613 (9)：212

●変弱町会長

　医道の日本、No. 614 (10)：202

●話しの泉（2）

　医道の日本、No. 616 (12)：191

平成8年（1996）

単 行 本：

●中国養生外史

　楊宇訳（『養生外史中国編』中国語版）

　台湾台北武陵出版、1月

●中国名医案内

　趙薇妮原著、河出書房新社、1月―監訳

●方薬合編〔共訳〕

　韓国黄慶淵原著、たにぐち書店、1月

●局所診断治療学

　エンタプライズ社、3月

●顔相診察法

　李家雄原著、たにぐち書店、3月―監訳

●マルチハンドブック

　医道の日本、4月―監修

原　　著：

●同根異枝の医学

　漢方の研究、1月、3

●中国伝統医学と道教（XVII.『三国演義』から）

　日本医史会誌、42 (3)：262

●道教与不老長寿医学『中華道教大辞典』

　中国語、1722頁、8月

●中国医学と道教との関係

　孔祥麟原著、東洋医学、24 (3)：53―訳

●精気神とその周辺

　漢方の臨床、43 (4)：229

●人体における局在性小宇宙観と反射理論―局所診断治療学

　マニプレーション、11 (2)：34

●足のゾーンセラピー

　OMNI MANAGEMENT、7月号、28

●足のゾーンセラピー

　OMNI MANAGEMENT、8月号、36

●足のゾーンセラピー

　OMNI MANAGEMENT、9月号、34

●つわりとBioband

　医道の日本、No. 725 (8)：61

●腰痛と鍼灸治療

　産婦の治療、73 (3)：314

●中国医学と『紅楼夢』

　東洋医学、24 (11)：42

●『紅楼夢』と道教の関係について

　孔祥麟原著、東洋医学、(24)：12、48―訳

●第二掌骨橈側微針系統療法研究

　陳小興原著、医道の日本、No. 725

(8)：62—訳
●足の裏刺激法
女の病気を治す事典、二見書房、352
発表・セミナー・講演：
●中国医学と道教（XVII.『三国演義』から）
第97回日本医史学会総会、5月28日（札幌）
●中国伝統医学と道教
福岡漢方研究会、1月20日（福岡）
●医師のための鍼灸講座
3月16・17日、5月18・19日（東京）
●足の反射療法
足の反射療法理論と実修、3月19日（ソウル）
●足の反射療法
足の反射療法理論と実修、7月6日（ソウル）
●足の反射療法
栃木国立那須視力者障害センター、8月21日（那須）
座談会：
●睡眠障害をめぐる漢方治療（1）
東洋医学、24（2）：17
紹介：
●道教三百題
台北建安出版（中国語）、919頁、3月
商業誌：
●こんなときにはここを押しましょう
おはよう奥さん、2月号、174
●やせる〈ダイエット中敷き〉
安心、8月号、73
●ドイツダイエット中敷き
安心、12月号、232
●夏こそ冷えにご用心
婦人公論、7月号、130
エッセイ：
●話しの泉
医道の日本、No. 619（3）：202
●猫のはなし
医道の日本、No. 621（5）：216
●豚もおだてりゃ木に登る
医道の日本、No. 622（6）：220
●Z機旗あげて、突撃一番、まだだかい
医道の日本、No. 624（8）：200
●死語、半死半生語
医道の日本、No. 627（11）：212
●熱い出来事、暑い夏
漢方研究、8月号、250

平成9年（1997）

単行本：
●長生不老100招（『不老長寿100の知恵』の台湾版）
台北暖流出版社（中国語）、5月
●脚底図解、脚底指圧法（『この病気にこの刺激』の台湾版）
台湾武陵出版社（中国語）、1996年11月（到着したのが9年）
原著：
●THC-002の尿失禁、排尿障害に対する効果〔共著〕
漢方と最新治療、4号、403、1996.11（到着は平成9年1月）
●勾（曲）玉の源流をたずねて
東洋医学、25（9）：701
●中薬草と十二支動物
孔祥麟原著、東洋医学、25（10）：70—訳
●中国伝統医学と道教（XVIII.『水滸伝』から）
日本医史学会、43（2）：401
発表・セミナー・講演：
●中国伝統医学と道教（XVIII.『水滸伝』から）
第98回日本医史学会総会、10月11日（福岡）
●明日から役立つ鍼灸実習トレーニング
1月11・12日、3月22・23日（東京）
●婦人科領域における鍼灸治療
東方医療振興財団、11月16日（東京）
●足の反射療法
10月25・26日（ソウル）

座 談 会：
●睡眠障害をめぐる漢方薬（第2回）
　東洋医学、25（1）：16
商 業 誌：
●最強の足の裏刺激
　安心、3月号、120
●霊芝と不老長寿の伝説、キノコの世界
　朝日植物の世界、3月15日、95
●「反射区」の考え方
　コスモポリタン、4月号、120
●房中術（セクスオロジー入門）、道教の一つとして
　経営者会議、10月号、126
●健康に長生きするために
　ニュースコミニケーション、1月号、1
エッセイ：
●「スフ」のつづき
　医道の日本、No. 629（1）：226
●「歩調上げ」とフラクタル
　医道の日本、No. 633（5）：227
●ヒットラーユーゲントと「水間」など
　医道の日本、No. 639（10）：218
●「ひ」と「し」、「枸杞」と「菊」
　医道の日本、No. 640（11）：222
テ レ ビ：
●足の反射療法
　野村自由学校、（NHK系列）11月9日

平成10年（1998）

単 行 本：
●발반사요법（『足の反射療法』と『この病気にこの刺激』の合本、韓国版）
　韓国ラブライン社、11月（韓国語）
●不老長寿への旅
　集英社、12月
原　　著：
●淺説「鸞堂」
　重生、72期、6、民国、87年8月（中国語）
●足の反射療法の産科的応用〔共著〕
　医道の日本、No. 650（8）：103
●韓国の反射療法
　医道の日本、No. 653（11）：145
●中国伝統医学与道教〔共著〕
　第2回国際中医伝統学会論文集（中国語）
●経絡の「情報系統」
　焦玄他原著、医道の日本、No. 646（5）：118—訳
●足の反射療法
　医道の日本、増刊号、30
●虎年の虎の名のつく薬のはなし
　孔祥麟原著、東洋医学、26（7）：56—訳
●「精気神」補遺
　漢方の臨床、45（11）：214
●後頭部反射療法
　陳燿南原著、医道の日本、No. 654（12）：69—訳
発表・講演・セミナー：
●中国伝統医学と道教（XIX. 符）
　第99回日本医史学会総会、5月16日（函館）
●東洋的養生とからだの見方
　気の研究会、7月25日
●足の反射療法
　9月12-15日（ソウル）
●鍼灸実習トレーニング
　1月10・11日、2月21・22日（東京）
●鍼灸実習トレーニング
　11月17・18日、11月28・29日（東京）
●日本の養生思想とその周辺
　第2回東洋養生法研究会、8月3日（東京）
座 談 会：
●養生医学（1）
　東洋医学、26（3）：15
●養生医学（2）
　東洋医学、26（4）：13
●養生医学（3）
　東洋医学、26（5）：15

紹　介：
●おすだけの健康法
毎日新聞、3月23日夕刊
●『儀式･廟会与社区—道教･民間信仰与民間文化』
台湾、中央研究院、376、378頁（中国語）
商業誌：
●足のうらから元気になる本
世界文化社、11月
●足の裏の反射区マップ
ゆほびか、6月
●足のうら反射健康法
Big Tomorrow、9月
●足の反射療法
BRUTUS、11月
●目の反射区
ANAN、12月
エッセイ：
●嫁の話しと「江戸の五行」
医道の日本、No. 646 (5)：213
●EF57と列車にまつわる憶い出
医道の日本、No. 648 (7)：207
●駅からなくなったもの
医道の日本、No. 651 (9)：223
●JR・ANA
医道の日本、No. 654 (12)：201
歳時記：
●とげぬき地蔵（1月）
医道の日本、No. 642 (1)：カラー頁
●針供養（2月）
医道の日本、No. 643 (2)：カラー頁
●ほうろく灸（3月）
医道の日本、No. 644 (3)：カラー頁
●手児奈霊堂（4月）
医道の日本、No. 645 (4)：カラー頁
●関帝廟（5月）
医道の日本、No. 646 (5)：カラー頁
●役行者祭り（6月）
医道の日本、No. 647 (6)：カラー頁
●疫神社祭り（7月）
医道の日本、No. 648 (7)：カラー頁
●箸供養（8月）
医道の日本、No. 649 (8)：カラー頁
●人形供養（9月）
医道の日本、No. 650 (9)：カラー頁
●みくまり祭（10月）
医道の日本、No. 651 (10)：カラー頁
●神農祭（11月）
医道の日本、No. 652 (11)：カラー頁
●おしろい祭（12月）
医道の日本、No. 653 (12)：カラー頁
テレビ・ビデオ：
●足の反射療法
医道の日本、12月

平成11年（1999）

単行本：
●変弱
医道の日本、9月
●業績集
9月
原　著：
●足の神様—服部天神
医道の日本、No. 656 (2)：227
●習慣性流産
漢方治療指針、緑書房、379頁
●神仙説の私見と道教医学
アジア遊学、No. 2、27
発表・講演・セミナー：
●日本ならびに中国古来からの「養生」
東洋思想と心理療法第1回研究会、3月20日（東京）
●中国伝統医学と道教（22）
第100回日本医史学会総会（5月15日、東京）
講　義：
●順天堂医療短大
6月6、13、19、26日
●日本ならびに中国古来からの養生
第1回東洋思想と心理療法研究会、第

1回、3月10日（駒沢大）

●足の反射療法

千代田区高齢者大学、10月3日

原　著：

●同根異枝的医学

日本伝統医薬現状与趨勢（共著、中国香港）、1998. 7

●神仙説の私見と道教医学

アジア遊学、2号

●リフレックソロジーにおもう

Aromatopia、No. 4

●こわかった話（3）

漢方研究、316

●小児の腹痛

医道の日本、増刊号、No. 4

●宋清二図にみる医学

アジア遊学、No. 11

商業誌：

●ひざ痛の反射区

ゆほびか、2月号、52

●特集　足の裏からからだを癒す

ヘルスケアー、1999. 3

●もめば病気が治る

ゆほびか、2月

●足の反射図マップ

安心、4月号

●扁平足

健康、5月号

●耳は全身の異常を知らせる

安心、8月号

●青竹ふみ

安心、11月

エッセイ：

●「桜」と「櫻」、亜砒酸

医道の日本、No. 655（1）：243

●都電

医道の日本、No. 657（3）：214

紹　介：

●同根異枝的医学、日本伝統医薬学現状与趨勢

40頁、華夏出版、1998年4月、戴昭宇、他原著（中国語）

●不老長寿への旅

佐賀新聞1月10日、産経新聞1月17日

●不老長寿への旅

佐賀新聞、産経新聞

●不老長寿への旅

Book Best、5月号

●不老長寿への旅

茶崖

●不老長寿への旅

自然と健康、6月号

●道家針灸

9頁

歳時記：

●うそかえ神事（1月）

医道の日本、No. 654（1）：カラー頁

●梅まつり（2月）

医道の日本、No. 655（2）：カラー頁

●文殊お会式（3月）

医道の日本、No. 656（3）：カラー頁

●鎮花祭

医道の日本、4月

●検校祭

医道の日本、5月

●鍼灸まつり

医道の日本、6月

●那智の火祭り

医道の日本、7月

●鎮火祭

医道の日本、8月

●重陽の節会

医道の日本、9月

●べったら市

医道の日本、10月

●筆供養

医道の日本、11月

●歳の市

医道の日本、12月

変　弱：

●山の手線理論

医道の日本、6月

●ゴミ問題今昔

医道の日本、7月

●間中喜雄先生の随筆集

医道の日本、8月

●アデュー変弱

医道の日本、9月

書　評：

●ことわざ東洋医学

医道の日本、9月

テレビ：

●なるほどなっとく　足のゆびをぐるぐる廻す

日本テレビ、4月20日

●耳のハリ

日本テレビ、4月23日

●腰枕と膝枕

日本テレビ、9月6日

●足指刺激法

日本テレビ、9月7日

●手背の刺激法

日本テレビ、10月7日

ラジオ：

●仙人になろう

CBSラジオ、6月4、11、18日

パーティ：

●吉元先生を囲む会

山ノ上ホテル、10月2日

平成12年（2000）

原　著：

●耳の反射療法（その一）

共著、医道の日本、4月号

●人体モデル論（仮説）

医道の日本、6月号

●意見

日本医史学会誌、特集号

●耳の反射療法（その二）

共著、医道の日本、7月号

●夏は来ぬ

漢方研究、8月号

●民間療法の一つとしての「足の反射療法」など

JACT、総会号

●黒川伸哉君をいたむ

茶崖、100号

●代替医学と漢方

診療研究、362号、11月

●鍼灸の奥にある思想、哲学を

毎日ライフ、1

発表・講演・セミナー：

●中国伝統医学と道教（21）鎮宅霊符

第101回日本医史学会総会、10月14日（京都）

●養生

大学体育養生会議、6月3日

●反射療法について

第4回JACT大学シンポジウム、6月4日（東京女子医大）

●道教と医学の養生法

日本女子大学公開講座、6月10日

●順天堂医療短大講義

6月6、13、23、28日

●足の反射療法セミナー

9月23～25日（ソウル）

●鍼灸の取り組み方と考え方

国立リハビリセンター、10月18日

商業誌：

●「足裏診断」のアイデアはゴーストライターからのパクリが強かった

ガツン、2月号

●福永法源が

ガツン、3月号

●足裏のツボMAP

女性自身、4月号

●人気の足反射療法を探る

医道の日本、増刊マッサージ、5月

紹　介：

●書評変弱

茶崖、No. 97

●治療より予防が大切

岐阜新聞
●メディカルコアセミナー
医道の日本、4月号
●全国不妊治療病院リスト
二見書房
●漢方に詳しい病院医師ガイド
女性自身、4月号
●両漢時期漢医与方士医的比較研究
民国、85年
●道教医学
世界宗教研究、2000. 1
●道教医学導論
台湾、1999. 2
●韓国で足の反射療法セミナー
医道の日本、11月号

変　弱：
●今宮戎
医道の日本、1月
●鎮疫祭
医道の日本、2月
●雨乞祭
医道の日本、3月
●花祭り
医道の日本、4月
●神田祭
医道の日本、5月
●チャグチャグ馬コ
医道の日本、6月
●一ツ灸
医道の日本、7月
●倭舞、巫子舞
医道の日本、8月
●烏相撲
医道の日本、9月
●御船祭
医道の日本、10月
●四天王寺ワッソ
医道の日本、11月
●防火祭
医道の日本、12月

テ レ ビ：
●蜂針
日本テレビ、6月22日
●世界のマッサージ、足の反射療法
NHK、6月22日

平成13年（2001）

単 行 本：
●道教と不老長寿の医学、第二版
平河出版
●日本伝記紀行ガイド
勉勢出版
●民間医療と道教、講座　道教と中国社会
共著、雄山閣
●図解リフレックソロジー
共著、医道の日本
●漢方名医マップ
共著、源草社
●東洋医学の本
共著、学習社

原　著：
●THC-002の尿失禁、排尿障害に対する効果
漢方と最新治療、5 (4)、1996. 12
●シャッターロード
漢方研究、8

発表・講演・セミナー：
●順天堂医療短大講義
6月6、13、20、27日
●私はどのようにして東洋医学を勉強したか
東洋思想心理研究会､3月17日（駒沢大）
●レフレクソロジー
2月4日（浦安市）
●反射療法
東海医療専門学校、6月17日（熱海）
●反射療法
花田学園、6月16日（東京）
●中国伝統医学と道教（22）祝由
9月29日（仙台）

商 業 誌：
●足の裏は病気がすぐわかる

開花、2001. 2
●ツボって何？
美的、12月号
紹　介：
●城北同窓会
1月号
●Reflexions
2001. 3（ロンドン）
●道教医学
蓋建民、2001. 4（中国）
変　弱：
●八日堂縁日
医道の日本、1月
●五大力さん
医道の日本、2月
●だるま市
医道の日本、3月
●神幸祭
医道の日本、4月
●うちわまき
医道の日本、5月
●箸立ての儀
医道の日本、6月
●鷺舞
医道の日本、7月
●六角念仏
医道の日本、8月
●鍼供養
医道の日本、9月
●唐子踊り
医道の日本、10月
●妙見祭り
医道の日本、11月
●羽子板市
医道の日本、12月

平成14年（2002）

原　著：
●「恬淡虚無」もまた健康法
ようせい、第11号、2月
●「医道の日本」への苦言・提言
医道の日本、700号記念、5月
●臨床体験
漢方研究、8月
学　会：
●中国伝統医学と道教（第22回）「神仙」
日本医学会総会（第103回）
共　著：
●あなたに効く!!　ツボの大図鑑、足の反射区map
永岡書店、5月
研究発表：
●仙人のルーツについて
順天堂産婦人科同窓会研究会、12月
書　評：
●「毒薬は口に苦し」
日本医史会誌、1月
紹　介：
●「道教学」
朱越利、当代世界出版
ビデオ：
●ハンドレフレクソロジー（手の反射療法）
医道の日本、4月

平成15年（2003）

単行本：
●日本全国神話伝説道指南
勉誠出版、10月
学　会：
●中国伝統医学と道教（第23回）五石散
日本医史学会総会、104回
原　著：
●医師の見た臨死体験
新潮45、2月
●眼精疲労
すこやか、法研、2月
●仙人のルーツについて
ようせい、大学体育養生研究会、3月
●ストレス
すこやか、法研、夏号

●SARS
漢方研究、小太郎製薬、8月
●肩こり
すこやか、法研、秋号
●冷え症
すこやか、法研、冬号
発表・講演：
●Reflexologyと産科的応用
スーザンの会、7月
●足の反射療法の紹介と実技指導
東洋医学専門学校、7月
●日本の伝説中の中国
東洋文化研究会、11月
テ レ ビ：
●「見ればなっとく」
NHK、9月
●「とびっきり足の話」
NHK、11月
紹　　介：
●台湾民俗医療
台湾国立自然科学博物館、8月
●日本神話伝説道指南
漢方の臨床、12月

平成16年（2004）

単 行 本：
●まんが漢方入門
医道の日本、1月
学　　会：
●道教と中国医学（第24回）五石散
日本医史学会総会、105回、5月
原　　著：
●道教と中国医学（第24回）太上感応篇
日本医史学会誌、50巻1号
●宋清二図に見る医学
アジア遊学、第11号、勉誠出版
ビ デ オ：
●ストーンマッサージ
医道の日本、7月
研 究 会：
●日本サッカー協会のシンボル
順天堂大学産婦人科同窓会研究会、12月
随　　筆：
●開業当初の憶い出
小平医師会法人化三十周年記念誌、6月
●日本は美しい
漢方研究、8月
●偶感（予告篇とも）
医道の日本、8月
書　　評：
●吉元昭治著「日本全国神話伝説道指南」（宮川尚志）
東方宗教、5月
●「日本全国神話伝説道指南」（奥沢康正）
日本医史学会誌、50巻2号
●まんが漢方入門
茶崖、4月
新　　聞：
●神話伝説を後世に手渡す、共同通信
全国地方紙、50紙に紹介
紹　　介：
●我所看到的日本漢方医学、伍鋭敏
北京中医雑誌、21巻4号、8月

平成17年（2005）

単 行 本：
●日本神話伝承地紀行
勉誠出版、3月
●神仙思想のルーツ（共著、中国の暮しと文化を知る40章）
明石書店、1月
●50代からの健康ハンドブック
勉誠出版、9月
学　　会：
●道教と中国医学（第25回）功過格
日本医史学会総会（第106回）
ビ デ オ：
●足の反射療法（DVD版）
医道の日本

原　　著：

●耳の反射理論と中国の耳穴図で診断と治療
Karna、10-12、1月

●リフレックスソロジーを日本に紹介した第一人者
Karna、26-28、3月

●そこは冷い色と光に満ちた静寂な安らかな世界だった
Karna、48-50

●不老長寿の旅（1）
宇宙、No. 112

●旅行記
小平医師会ニュース、2月

●憶い出すまま
小平医師会法人化三十周年記念誌

●不老長寿の旅（2）
宇宙、No. 113

●不老長寿の旅（3）
宇宙、No. 114

●子宮内膜症と鍼灸治療
医道の日本、11月

●足の反射療法の質問
Find、12月

●不老長寿の旅（4）
宇宙、No. 115

●矢数道明先生を憶う
漢方の臨床、10月

書　　評：

●日本神話伝承地紀行（宮川尚志）
東方宗教、No. 1・6、10月

●50代からの健康ハンドブック（平山博章）
茶崖、1月

●薬籤
宗教与民俗医療学報、創刊号、民国95年6月

講　　義：

●実地医家のための鍼灸実習トレーニング
メディカルコア社、3月16～17日、5月18～19日

その他：

●誇るべき後輩と順天堂
茶崖、10月

●最近の日中情勢を憂う
漢方研究、8月

平成18年（2006）

単行本：

●健康なからだの基礎（共著）
市村出版、4月

学　　会：

●中国伝統医学と道教（第26回）陰隲文
日本医史学会第107回総会

原　　著：

●中村璋八先生の傘寿を祝う
同博士記念論文集、1月

●不老長寿の旅（5）
宇宙、116号

●不老長寿の旅（6）
宇宙、117号

●不老長寿の旅（7）
宇宙、118号

●不老長寿の旅（8）
宇宙、119号

ビデオ：

●ハンドレフレックソロジー、手の反射療法
医道の日本、9月

発表・講演：

●超音波医学の黎明期を振り返って
座談会、順天堂同窓会誌、1月

●日本の関羽
順天堂産婦人科同窓会合同研究会、12月

●不老長寿を目指す中国医学のルーツ
Karna、No. 229、9月

●ツボが詰まると病気に
Karna、No. 230、10月

●街医者と専門医
漢方研究、8月

紹　　介：

●道教科学思想発凡
　　蓋建民、北京科学出版、3月

●道家・道教・丹道
　　胡風琛、他、社会科学出版、6月

●薬籖法律問題芻議
　　宗教与民俗医療学報、民国、94年6月

平成19年（2007）

学　　会：

●中国伝統医学と道教（第27回）覺世真経
　　日本医史学会総会（第108回）

原　　著：

●中国伝統医学と道教（第27回）覺世真経
　　日本医史学誌、53巻1号

●不老長寿の旅（9）
　　宇宙、120号

●不老長寿の旅（10）
　　宇宙、121号

●不老長寿の旅（11）
　　宇宙、122号

●不老長寿の旅（12）
　　宇宙、123号

講　　演：

●お産の歴史
　　第9回東洋思想と心理療法研究会、3月

●お産の歴史
　　日本助産婦レフレックソロジー研究会、9月

そ の 他：

●言葉と文字の大切さ
　　漢方研究、8月

●臨死体験
　　小平医師会ニュース、No. 347

平成20年（2008）

単 行 本：

●足からカラダをなおす本（共著）
　　枻（えい）出版、8月

学　　会：

●道教と中国伝統医学（第28回）黄庭経
　　日本医史学会総会（第109回）

原　　著：

●不老長寿の旅（13）
　　宇宙、124号

●不老長寿の旅（14）
　　宇宙、125号

●不老長寿の旅（15）
　　宇宙、126号

●不老長寿の旅（16）
　　宇宙、127号

●「徒然草（つれづれぐさ）」から
　　漢方研究、8月

平成21年（2009）

単 行 本：

●日本全国神話・伝説の旅
　　勉誠出版、1月

●北京探訪（共著）
　　愛育社、2月

学　　会：

●中国伝統医学と道教（第29回）甲骨文
　　日本医史学会総会（第110回）

原　　著：

●膏肓（こうこう）（盲（もう））
　　医家芸術、597号

●不老長寿の旅（17）
　　宇宙、No. 128

●不老長寿の旅（18）
　　宇宙、No. 129

●不老長寿の旅（19）
　　宇宙、No. 130

●不老長寿の旅（20）
　　宇宙、No. 131

講演・発表：

●老荘とその周辺
　　第11回東洋思想と心理療法研究会、3月

●実地医家のための鍼灸実習トレーニング
　　メディカル・コア、7月15～16日、9月16～17日

紹　介：
●間中精神
　北米東洋医学誌、15巻44号
●足部保健按摩診療技法
　科学工業出版（中国）、3月
書　評：
●「日本全国神話・伝説の旅」（高山真一郎）
　日本医史学会誌、55巻3号
●「北京探訪」（平山博章）
　茶崖、3月
●「日本全国神話・伝説の旅」（平山博章）
　茶崖、9月
その他：
●我が家のネコ
　漢方研究、8月

平成22年（2010）

単行本：
●笑う門、おなじアホなら笑わにゃソンソン
　勉誠出版、9月
学　会：
●中国伝統医学と道教（第30回）医道と医家
　日本医史学会総会（第111回）
●不老長寿の旅（21）
　宇宙、No. 132
●不老長寿の旅（22）
　宇宙、No. 133
●不老長寿の旅（23）
　宇宙、No. 134
●不老長寿の旅（24）
　宇宙、No. 135
●夏の幽霊
　医家芸術、真夏特集号
●医道と医家
　漢方の臨床、57巻11号

平成23年（2011）

単行本：
●老荘とその周辺
　たにぐち書店、2月
●鍼灸雑記
　医道の日本、8月
学　会：
●中国伝統医学と道教（第31回）道教医学の歴史(1)
　日本医史学会総会（第112回）
原　著：
●五行説と古典（1）
　漢方の臨床、58巻6号
●五行説と古典（2）
　漢方の臨床、58巻7号
●五行説と古典（3）
　漢方の臨床、58巻8号
●五行説と古典（4）
　漢方の臨床、58巻9号
●古典説と今文説
　漢方の臨床、58巻4号
●不老長寿の旅（25）
　宇宙、No. 341
●不老長寿の旅（26）
　宇宙、No. 342
●日本仙人伝（1）
　宇宙、No. 343
●日本仙人伝（2）
　宇宙、No. 344
講　演：
●レフレックスソロジーの産科的応用
　日本レフレックソロジー研究会、5月
対　談：
●日本全国神話・伝説の旅の著者に聞く
　茶崖、No. 146
●黄帝内経の宇宙論的な思想に還れ
　鍼灸ジャーナル、23巻1号
その他：
●江戸の津波
　漢方研究、8月号
書　評：
●老荘とその周辺（平山博章）
　茶崖、No. 143
●鍼灸雑記（平山博章）

茶崖、No. 144

商 業 誌：

●臨死体験とあの世を考える
週刊朝日、3月11日

●だから死ぬのは怖くない
週刊朝日MOOK、5月

平成24年（2012）

学　　会：

●中国伝統医学と道教(第32回)道教医学の歴史(2)
日本医史学会総会（第113回）

講　　演：

●中国伝統医学と道教
第40回日本伝統鍼灸学会総会、10月

ビ デ オ：

●足の反射療法（入門篇、実技篇）
5月

原　　著：

●日本神仙伝（3）
宇宙、No. 345

●日本仙人伝（4）
宇宙、No. 346

●日本仙人伝（5）
宇宙、No. 347

●日本仙人伝（6）
宇宙、No. 348

●東京の空は広かった（1）
医家芸術、7月

●東京の空は広かった（2）
医家芸術、12月

そ の 他：

●治療家の手
鍼灸ジャーナル、26巻5号

平成25年（2013）

単 行 本：

●「道蔵」等中国医学関係経典索引
私費出版、勉誠社、9月

学　　会：

●中国伝統医学と道教（第33回）道教医学へのアプローチ
日本医史学会総会（第114回）

原　　著：

●東京の空は広かった（3）
医家芸術、春季号

●東京の空は広かった（4）
医家芸術、冬季号

●日本仙人伝（7）
宇宙、No. 145

●日本仙人伝（8）
宇宙、No. 146

●大伴部博麻のこと
医家芸術、夏季号

●内経の諸説総覧（1）
漢方の臨床、60巻8号

●内経の諸説総覧（2）
漢方の臨床、60巻9号

●内経の諸説総覧（3）
漢方の臨床、60巻10号

●日本仙人伝（9）
宇宙、No. 147

●小咄三題、偶感
医家芸術、文芸特集号、11月

●「道教医学」の理解をするために
漢方の臨床、60巻11号

●「史書」から見た「内経」「神農本草経」「傷寒論」の流れ
漢方の臨床、60巻12号

●中国伝統医学と道教
伝統鍼灸、39巻8号

●道教医学へのアプローチ
日本医史会誌、60巻2号

書　　評：

●老荘とその周辺（安井広廸）
医家芸術、春季号

●「道蔵」等中国医学関係経典索引
医家芸術、秋季号

その他：
●本棚拝見
医道の日本、12月号
●500号記念特集号
漢方の臨床、8月号

平成26年（2014）

単行本：
●日本の神話伝説を歩く
勉誠出版、8月
学　会：
●道教と中国伝統医学（第34回、道教医学へのアプローチ）
日本医史学会総会（第115回）
●日本仙人伝（10）
宇宙、No. 148
●日本仙人伝（11）
宇宙、No. 149
●日本仙人伝（12）
宇宙、No. 150
●房中術とその周辺（1）
漢方の臨床、61巻1号
●房中術とその周辺（2）
漢方の臨床、61巻2号
●神農と黄帝、岐伯
漢方の臨床、61巻4号
●竹斎の症例
漢方の臨床、61巻5号
●内経の分類
漢方の臨床、61巻7号
●黄庭経（1）
漢方の臨床、61巻8号
●黄庭経（2）
漢方の臨床、61巻9号
●不老長寿物語（1）
宇宙、No. 151
●太平経（1）
漢方の臨床、61巻12号
その他：
●城北の追想
9月
●東洋医学という言葉について
漢方の臨床、61巻8号
書　評：
●日本神話伝承地を歩く（平山博章）
茶崖、6月号

平成27年（2015）

学　会：
●中国伝統医学と道教（第35回、道教と禅）
日本医史学会総会（第116回）
原　著：
●不老長寿物語（2）
宇宙、No. 152
●太平経（2）
漢方の臨床、62巻2号
●太平経（3）
漢方の臨床、62巻3号
●不老長寿物語（3）
宇宙、No. 153
●太平経（4）
漢方の臨床、62巻4号
●不老長寿物語（4）
宇宙、No. 154
●不老長寿物語（5）
宇宙、No. 155
●春秋繁露（上）
漢方の臨床、62巻7号
●春秋繁露（中）
漢方の臨床、62巻8号
●春秋繁露（下）
漢方の臨床、62巻9号
●白虎通
漢方の臨床、62巻10号
●陶弘景と「養生延命録」（1）
漢方の臨床、62巻11号
●陶弘景と「養生延命録」（2）
漢方の臨床、62巻12号
●五目チャーハン
医家芸術、59巻、文芸特集号、12月

書　評：

●「日本の神話・伝説を歩く」（源部幹夫）
　日本医史学会誌、61巻2号

平成28年（2016）

単 行 本：

●内経・神農本草経分析
　医聖社、2月

学　会：

●中国伝統医学と道教（第36回、平田篤胤）
　日本医史学会総会（第117回）

原　著：

●陶弘景と「養生延命録」（3）
　漢方の臨床、63巻1号

●道教と医学の接点
　漢方の臨床、63巻2号

●全体は局所であり、局所は全体である
　JMRA、12号、7月

●道教に魅せられて
　漢方の臨床、63巻3号

●不老長寿物語（6）
　宇宙、No. 156

●不老長寿物語（7）
　宇宙、No. 157

●「黄帝内経章句索引」に見る主要文字出現頻度について
　漢方の臨床、63巻4号

●「東医宝鑑と道教医学」（1）
　漢方の臨床、63巻5号

●「東医宝鑑と道教医学」（2）
　漢方の臨床、63巻6号

●不老長寿物語（8）
　宇宙、No. 158

●「東医宝鑑と道教医学」（3）
　漢方の臨床、63巻7号

●不老長寿物語（9）
　宇宙、No. 159

そ の 他：

●動物と戦争
　漢方研究、8月号

平成29年（2017）

単 行 本：

●中・近世の傑人と医療
　医聖社、8月

学　会：

●中国伝統医学と道教（第37回、道教と禅）
　日本医史学会総会（第119回）

原　著：

●888号からツボを考える
　医道の日本、11月号

●不老長寿物語（10）
　宇宙、No. 160

●不老長寿物語（11）
　宇宙、No. 161

●不老長寿物語（12）
　宇宙、No. 162

●不老長寿物語（13）
　宇宙、No. 163

●雑言
　医家芸術、1月号

●ワンスアポン・ア・タイム
　順天堂産婦人科同窓会誌、5月

書　評：

●内経・神農本草経分析（小林健二）
　日本医史学会誌、63巻1号

●中・近世の傑人と医療（吉川澄美）
　漢方の臨床、64巻9号

●中・近世の傑人と医療
　漢方研究、9月

平成30年（2018）

単 行 本：

●チャクラ・丹田・奇経八脈と禅
　医聖社、3月

●道教医学とその周辺（近刊）
　勉誠出版

●論文集（近刊）
　医聖社

学　　会：

●中国伝統医学と道教（第38回）チャクラと奇経八脈

　　日本医史学会総会（第119回）

原　　著：

●不老長寿物語（14）

　　宇宙、No. 164

●不老長寿物語（15）

　　宇宙、No. 165

●レアー

　　順天堂同窓会誌、No. 170、4月

●達磨さんが転んだ（近刊）

　　医家芸術

●忘れかけた言葉（近刊）

　　宇宙

●漢字は難かしい、他（近刊）

　　医家芸術

●高野長英と蘭医学（仮題、執筆中）

著作一覧

No.	書　　名	単・共著	出版年月	出　版　社
1	道教(第2巻)	共	1983.4	平河出版
2	足の反射療法	共訳	1984.3	医道の日本(19版)
3	薬籤について(牧尾良海博士領寿記念論集)	共	1984.6	山喜房
4	家庭療法事典	共	1984.7	潮文社
5	足の反射療法(実技篇)	共	1986.6	医道の日本(9版)
6	ラープ博士の体操療法	共	1987.5	医道の日本
7	道教と不老長寿の医学	単	1989.1	平河出版
8	図説顔面診治法(李家雄著)	単訳	1989.8	谷口書店(6版)
9	足のウラから病気を治す	単	1989.11	健友館
10	耳と体のツボ療法	共訳	1989.11	谷口書店
11	鍼灸医家のための鍼灸療法	単	1990.5	医道の日本
12	経脈操(李家雄著)	単訳	1990.7	谷口書店
13	台湾寺廟薬籤研究	単(中国語)	1991.1	武陵出版(台湾)、⑦の台湾版
14	牧尾良海博士喜寿記念論集	共	1991.3	図書刊行会
15	道教와科学	訳(韓国語)	1991.12	比峰出版(韓国)
16	道教与中医学(道教第2巻)	共(中国語)	1992.1	上海古籍出版(中国)
17	道教와不老長寿医学	訳(韓国語)	1992.2	オープン・ブックス(韓国)
18	中国の霊籤・薬籤集成	共	1992.3	風響社
19	道教与不老長寿医学	訳(中国語)	1992.9	四川出版(中国)
20	顔面望診法(李家雄著)	単、訳	1993.1	鼎談社(韓国)
21	この病気にこの刺激	単	1993.4	法研
22	養生外史(日本篇)	単	1994.10	医道の日本
23	道教事典	共	1994.3	平河出版
24	養生外史(中国篇)	単	1994.6	医道の日本
25	ダイオード療法	単	1994.11	エンタプライズ社

No.	書　　　名	単・共著	出版年月	出　版　社
26	足の裏刺激健康法	単	1994.11	実業之日本
27	不老長寿と100 の智恵	単	1995. 6	ベストセラーズ社
28	中国養生外史	訳(中国語)	1996. 1	武陵出版(台湾)
29	中国名医案内	監訳	1996. 1	河出書房
30	方薬合編	共	1996. 1	谷口書店
31	局所診断治療学	単	1996. 3	エンタプライズ社
32	顔相診断法(李家雄著)	監修	1996. 3	谷口書店
33	マルチハンドブック	監修	1996. 4	医道の日本
34	長生不老100招	訳(中国語)	1997. 5	暖流出版(台湾)
35	台湾寺廟薬籤研究	訳(中国語)	1997. 7	武陵出版(台湾)
36	脚底図解、脚底指圧法	訳(中国語)	1997.11	武陵出版(台湾)
37	발의 반사 요법(足の反射療法)	訳(韓国語)	1998.11	ラブライン社(韓国)
38	不老長寿への旅	単	1998.12	集英社
39	変弱	単	1999. 9	医道の日本
40	業績集	単	1999. 9	私費出版
41	図解リフレクソロジー・マニュアル	共	2001.10	医道の日本
42	講座道教(V)	共	2001. 2	雄山閣
43	道教と不老長寿の医学	単	2001. 2	平河出版(改訂版)
44	漢方名医マップ	共	2001. 5	源草社
45	日本伝説紀行ガイド	単	2001. 7	勉誠出版
46	東洋医学の本	共	2001. 8	学習社
47	日本全国神話伝説道指南	単	2003.10	勉誠出版
48	まんが漢方入門(中国語→訳)	単、訳	2004. 4	医道の日本
49	中国の暮しと文化	共	2005. 3	明石書院
50	五〇代からの健康	単	2005. 7	勉誠出版
51	健康なからだの基礎	共	2006. 4	市村出版
52	足からカラダをなおす本	共	2006.11	椎出版
53	北京探訪	共	2009. 2	愛育社
54	日本全国神話伝説の旅	単	2009. 4	勉誠出版
55	笑う門	単	2010. 9	勉誠出版

No.	書　　　名	単・共著	出版年月	出　版　社
56	老荘とその周辺	単	2011. 2	たにぐち書店
57	鍼灸雑記	単	2011. 8	医道の日本
58	「道蔵」等中国医学関係経典索引	単	2013. 9	勉誠出版(私費出版)
59	日本の神話・伝説を歩く	単	2014. 8	勉誠出版
60	内経・神農本草経分析	単	2016. 7	医聖社
61	中・近世の傑人の医学	単	2017. 8	医聖社
62	チャクラ・丹田・奇経八脈と禅	単	2018. 3	医聖社
63	図説　道教医学	単	2018. 8	勉誠出版
64	高野長英と蘭医学	単	2018.11	医聖社
65	養生外史　中国篇(復刻版)	単	2019.10	たにぐち書店
66	養生外史　日本篇(復刻版)	単	2019.10	たにぐち書店
67	伊勢屋と犬の伊勢参り	単	2019.12	勉誠出版
68	道教と医学 論文集	単	2020.00	たにぐち書店
69	達磨さんが転んだ	単	近刊	山川記念文化財団
70	忘れかけた言葉	単	近刊	山川記念文化財団

Letter from Readers

・先生は日本の誇りです。(２通)

・先生は仙人のようです。(２通)

・先生の文章はよみ易くわかり易いです。(２通)

・「日本医史学会」「地区医師会ニュース」の書評の末尾、期せずして同じでした。〈畏敬を感ぜざるを得ない〉

・先生の博学、多識、強記には頭が下がります。(１通)

・先生は九二歳、まだまだ及びません。(３通)

贈る言葉

・ある歴史学者は「歴史を研究し、発表するには洞察力、記憶力、文章力が必要である」と言っている。

・本を作るには能力も大事だが、体力、気力もいる。

・後世（校正）おそるべし（孔子）

・主に芸能界で言われている言葉

守…師匠・先輩の教え、言動を忠実に守って修行する。

破…そのうち迷いが生じて殻を破って外に出る。

離…自己を確立し、方向を定め進む。

・難しい事を難しく書くのは易しいが、難しい事を易しく書くのは難しい。

・学問に国境なし。

・いつも好奇心をもって、アンテナを張っておく。

・占い師は自分の運命を占えず、医者は自分で診断・治療することは難しい。

・言う者は知らず。知る者は言わず。

・足るをもって足る。

・今日中にできる事は明日にのばさない。

・心は高く、身は低く。

・いつまでもあると思うな親と金。

・出るクギは打たれる。

内経・神農本草経分析

序

本書は次のような構成になっている。

第一章　表解『素問』『霊枢』
第二章　『素問』『霊枢』成句分類
第三章　分解『素問』『霊枢』
第四章　表解『神農本草経』

中国古代医学、中医学のルーツを探るのにどなたでもお読みになり、また通っていかねばならないものに『黄帝内経素問』『黄帝内経霊枢』および『神農本草経』などがあるが、これらを一読してマスターできるとはとても思われない。文字、文言の難解、章句の前後、重複など、またつい現代感覚で接すると乖離を感じ、書を投げつけたいようにさえなる。

本書はこの複雑、煩雑な点を、分解、整理、再構築してみたら或いは理解に役立つのではないかという企画で書いてみた。

各章ごとに「はじめに」と「おわりに」があり、内容の目的、総括があるので、あえてここではこの位にしておく。

目次

第１章　表解『素問』『霊枢』

はじめに

『素問』『霊枢』を一読して、すぐにその内容を把握できる人はまずないだろう。その文字の配列の前後順序不同、同じ章句が反復し、同じ表現がくりかえしている。その上、総論、各論、結論がなく、起承転結という原則もないようだ。どうも同一人の撰釈、編集ではなく、『素問』『霊枢』が論文集のようなものであろう事が分り、当時の論文のようなものを集めてできたのではないかと考えている。そこで本稿では、完全とは思っていないが『素問』『霊枢』を通じて、各論篇毎に内容を表解にしてみた。すると、文章の前後が通じ、重複している章句も判っきりしてきた。なお表記は原文通りにしてあるが、訳すと返えって混乱したり真意が不明となる事を怖れたからで、そのまま原文通りの方が表解には向いていると思ったからである。不明・難解の文字は欄外に記載してあるし、原文、訳本と比較されてよむのがよいと考える。この表解を座右において、『素問』『霊枢』を改めて読まれると理解が早まると思う。そしてこの書のいいたい所、主張するところなどが浮き上ってくる。
以下、各論篇をおって表解しておく。

『素　問』

◇表解分類一覧表（素問の部）

（数字は表の番号〔丸数字〕を示している）

天地（人）	2、11、15、18〜23、26、27、28、32、43、45、46、58、59、61、62、70、71、81、82、83、84、85、86、87
陰陽	5、6、7、8、9、11、12、14、23、24、25、27、28、32、33、55、62、63、89
身体、臓腑	6、7、9、18〜23、30、31、34、36、37、38、39、40、44、48、49、53、56、68、69、71、73、75、92
四季	2、3、4、8、16、35、44、47、48、76
東西南北	4、18〜23、25、41、44、84、89
寒熱	15、16、31、60、64、82、89
五味	12、13、14、18〜22、40、50、90
五行 （大きな表参照）	12、18〜22、47、68、93

生長収蔵	2、15、27
三陰三陽	33、53、55、63
十干	47、48
一日の変化	5、49
左右陰陽之道路也	23、83
気	1、11、13、14、15、29、38、40、45、51、54、76、82、85、87、91
川、海	40、58
風邪	16〜22、66、84
五穀、醪醴	42、50、51
標本	76、79
人生の盛衰	1
虚実	72
天枢	91
治療法	41

風	4、16、17、18、66
上古、中古、今世	42
道	2
宜食、禁食	49、50、51
喜怒憂恐	15、81
熱病、傷寒	13、63
脳	94
精	25、51
五痺	67

五星	88
刺過誤	77
病伝	80
発病	72
石薬	65
傷寒	31
大きな表 （綜合表） （五行説）	10、17、48、52、80、84

◆上古天真論 第1

① 男子・女子の成長

男子		女子	
8	腎気実、髪長歯更	7	腎気盛、歯更髪長
8×2	腎気盛、天癸至、精気溢写、陰陽和、故能有子	7×2	天癸至、任脈通、太衝脈盛、月事以時下、故有子
8×3	腎気平均、筋骨勁強、真牙生而長極	7×3	腎気平均、故真牙生而長極
8×4	筋骨隆盛、肌肉満壮	7×4	筋骨堅、髪長極、身体盛壮
8×5	腎気衰、髪堕、歯槁	7×5	陽明脈衰、面始焦、髪始堕
8×6	陽気衰竭於上、而焦、髪鬢頒白	7×6	三陽脈衰於上、面皆焦、髪始白
8×7	肝気衰、筋不能動、天癸竭、精少、腎蔵衰、形体皆極	7×7	任脈虚、太衝脈衰少、天癸竭、地道不通、故形壊而無子也
8×8	歯髪去、腎者主水、受五蔵六府之精而蔵之、故五蔵盛、乃能写、今五蔵皆衰、筋骨解堕、天癸尽矣、故髪鬢白、身体重、行歩不正、而無子耳	7×8	

槁＝枯　頒＝頭

◆四気調神大論 第2

②

春三月	発陳	天地倶生	万物以栄	夜臥早起	養生之道也
夏三月	蕃秀	天地気交	万物華実	夜臥早起	養長之道也
秋三月	容平	天気以急	地気以明	早臥早起	養収之道也
冬三月	閉蔵	水氷地坼	無擾乎陽	早臥晩起	養蔵之道也

坼＝裂ける

道	陰陽四時者、万物之終始也、死生之本也、 逆之則災害生、従之則苛疾不起、是謂得道、道者、聖人行之

◇金匱真言論 第４

③

四時之勝	春勝長夏	長夏勝冬	夏勝秋	秋勝春

④

四風	四方	四季	病　在
東風	東	春	肝兪、頸項、頭
南風	南	夏	心兪、胸脇、臓
西風	西	秋	肺兪、肩背、背
北風	北	冬	腎兪、腰股、四支
中風	中央	長夏	脾兪、背脊

⑤

平旦～日中	天之陽、陽中之陽
日中～黄昏	天之陽、陽中之陰
合夜～鶏鳴	天之陰、陰中之陰
鶏鳴～平旦	天之陰、陰中之陽

⑥

人亦応之	外・陽・背・府
	内・陰・腹・蔵

⑦

陽	六府	胆・胃・大腸・小腸・膀胱・三焦
陰	五蔵	肝・心・脾・肺・腎

⑧

冬病	在陰
夏病	在陽
春病	在陰
秋病	在陽

⑨

背陽	心	陽中之陽
	肺	陽中之陰
腹陰	腎	陰中之陰
	肝	陰中之陽
	脾	陰中之至陰

⑩

方位	色	入通	開竅	蔵精	味	類	蓄	穀	星	音	数	病在	臭
東	青	肝	目	肝	酸	草木	鶏	麦	歳星	角	八	頭	臊
南	赤	心	耳	心	苦	火	羊	きび	熒惑星	徴	七	脈	焦
中央	黄	脾	口	脾	甘	土	牛	こうりゃん	鎮星	宮	五	肉	香
西	白	肺	鼻	肺	辛	金	馬	稲	太白星	商	九	皮毛	腥
北	黒	腎	二陰	腎	鹹	水	豚	豆	辰星	羽	六	骨	腐

◆陰陽応象大論 第5

⑪

清陽為天	天気下為雨　雨出地気
濁陰為地	地気上為雲　雲出天気
陰陽	天地之道

⑫

陰陽者、天地之道也
治病必求於本

⑬

味帰形 ― 形帰気 ― 気帰精 ― 精帰化 ― 化生精

形帰気 ｜ 形食味 ｜ 味傷形

気帰精 ｜ 気生形

精帰化 ｜ 精食気 ｜ 気傷精 ｜ 精化為気、気傷於味

⑭

陰味	出下竅
陽気	出上竅

⑮

天有四時五行	以生長収蔵	
	以生寒暑燥湿風	寒暑傷形
人有五蔵、化五気	以生喜怒悲憂怒	暴怒傷陰、暴喜傷陽

⑯

春	必温病、傷於風
夏	生飧泄、傷於暑
秋	必痎瘧、傷於湿
冬	傷於寒、生欬嗽

⑰

	体	蔵	色	音	声	変動	竅	味	志	傷			勝		
東方生風	筋	肝	蒼	角	呼	握	目	酸	怒	怒↓肝	風↓筋	酸↓筋	悲↓怒	燥↓風	辛↓酸
南方生熱	脈	心	赤	徴	笑	憂	舌	苦	喜	喜↓心	熱↓気	苦↓気	恐↓喜	寒↓熱	鹹↓苦
中央生湿	肉	脾	黄	宮	歌	噦	口	甘	思	思↓脾	湿↓肉	甘↓肉	怒↓思	風↓湿	酸↓甘
西方生燥	皮毛	肺	白	商	哭	欬	鼻	辛	憂	憂↓肺	熱↓皮毛	辛↓皮毛	喜↓憂	寒↓熱	苦↓辛
北方生寒	骨	腎	黒	羽	呻	慄	耳	鹹	恐	怒↓腎	寒↓血	鹹↓血	思↓怒	燥↓寒	甘↓鹹

⑱ **東方生風**

生	主	在天－玄
風－木	目	玄生神　天為風
木－酸		在人－道
酸－肝		道生智
肝－筋		在地－化
筋－心		化生五味

⑲ **南方生熱**

生	主	在天－熱
熱－火	舌	在地－火
火－苦		
苦－心		
心－血		
血－脾		

⑳ **中央生湿**

生	主	在天－湿
湿－土	口	在地－土
土－甘		
甘－脾		
脾－肉		
肉－肺		

㉑ **西方生燥**

生	主	在天－燥
燥－金	鼻	在地－金
金－辛		
辛－肺		
肺－皮毛		
皮毛－腎		

㉒ **北方生寒**

生	主	在天－寒
寒－水	耳	在地－水
水－鹹		
鹹－腎		
腎－骨髄		
骨髄－肝		

㉓

天地	万物之上下
陰陽	血気之男女、万物之能始也
左右	陰陽之道路
水火	陰陽之徴兆

㉔

陽在外	陰之使
陰在内	陽之守

㉕

西北方陰	天不足西北　人右耳目不如左明也
東南方陽	地不満東南　人左手足不如右強也
東方陽	精上、上明下虚、耳目聡明。手足不便
西方陰	精下、下盛上虚、耳目不聡明。手足便

㉖

天有精　八紀	万物之母
地有形　五里	

㉗

清陽上天	故能以生長収蔵。終而復始
濁陰帰地	

㉘

上配天	以養頭
下象地	以養足
中傍人事	以養五蔵

㉙

天気	通肺
地気	通嗌
風気	通肝
雷気	通心
穀気	通脾
雨気	通腎

㉚

六経	為川
腸胃	為海
九竅	為水注之気
天地	為之陰陽

㉛

風邪 — 善治者 → 治皮毛 → 治肌膚 → 治筋脈 → 治六府 → 治五蔵 → 半死半生状態

（治皮毛・治肌膚・治筋脈）害、地湿気　（治六府）害、水穀之寒熱　（治五蔵）害、天之邪気

◆陰陽離合論 第6

㉜

天、日	陽　外
地、月	陰　内
大小月三百六十日、一歳　人亦応之	

㉝

三陽	太陽	陰中之陽
	陽明	陰中之陽
	少陽	陰中之少陽
三陰	太陰	陰中之陰
	少陰	陰中之少陰
	厥陰	陰之絶陰

◆霊蘭秘典論 第8

㉞

臓腑	官	出
心	君主之官	神明
肺	相伝之官	治節
肝	将軍之官	謀慮
胆	中正之官	決断
膻中	臣使之官	喜楽
脾胃	倉廩之官	五味
大腸	伝道之官	変化
小腸	受盛之官	化物
腎	作強之官	伎巧
三焦	決瀆之官	水道
膀胱	州都之官	津液蔵
		気化

◆六節蔵象論 第9

㉟

四季	勝
春	長夏
長夏	冬
冬	夏
夏	秋
秋	春

◇五蔵生成論 第10

㊱

	合	栄	主
心	脈	色	腎
肺	皮	毛唇	心
肝	筋	爪	肺
脾	肉	唇	肝
腎	骨	髪	脾

㊲

諸脈	属目
諸髄	属脳
諸筋	属節
諸血	属心
諸気	属肺

㊳

人有　大谷十二分
　　　小谿　三百五十四名　＞　衛気之所留止、邪気之所客也、鍼石縁而去之
　　　少兪　十二

◇五蔵別論 第11

㊴

奇恒之府	脳、髄、骨、脈、胆、女子胞	地気之所生	蔵於陰	象地	蔵而不瀉
伝化之府	大腸、小腸、三焦、膀胱	天気之所生	不蔵	象天	受五臓之濁気

㊵

胃、水穀之海、六府大源、五味入口、蔵於胃以養、五蔵気、五蔵六府之気味、皆出於胃、変見於気口
五気入鼻、蔵於心肺、心肺有病而鼻為之不利也

◇異法方宜論 第12

㊶

東方	砭石
西方	毒薬
北方	灸焫
南方	九鍼
中央	導引、按蹻

◆湯液醪醴論 第14

㊷

上古聖人	作湯液醪醴、以為備耳、夫上古作湯液、故為而弗服也
中古之世	道徳稍衰、邪気時至、服之万全
今之世	必斉毒薬攻其中、鑱石鍼艾、治其外也

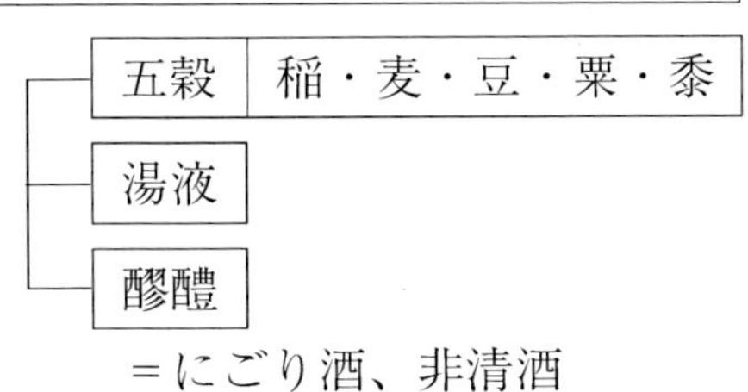

◆診要経終論 第16

㊸

	正月 二月	三月 四月	五月 六月	七月 八月	九月 十月	十一月 十二月
天気	始方	正方	盛	始殺	始氷	氷復
地気	始発	定発	高		始閉	合
人気在	肝	脾	頭	肺	心	腎

◆玉機真蔵論 第19

㊹

春脈	肝	東木	万物之所以所生也
夏脈	心	南火	万物之盛長也
秋脈	肺	西金	万物之所以収成也
冬脈	腎	北水	万物之所以合蔵也

◆三部九候論 第20

㊺

一天 上部	天	耳額之動脈	候頭角之気
	地	両頬之動脈	候口歯之気
	人	耳前之動脈	候耳目之気
二地 中部	天	手太陰	候肺
	地	手陽明	候胸中之気
	人	手少陰	候心
三人 下部	天	足厥陰	候肝
	地	足少陰	候腎
	人	足太陰	候脾胃之気

㊻

三部	天 三		神蔵 五
	地 三	九野一九蔵	
	人 三		形蔵 四

◆蔵気法時論 第22

㊼

	主治	其日	苦	急食
肝 主 春	手厥陰 少陽	甲乙	急	甘 緩
心 主 夏	手少陰 太陽	丙丁	緩	酸 収
脾 主 長夏	足太陰 陽明	戊己	湿	苦 燥
肺 主 秋	手太陰 陽明	庚辛	気上逆	苦 泄
腎 主 冬	足少陰 太陽	壬癸	燥	辛 潤

五行	金 木 水 火 土

㊽

	愈	不愈四季	不愈十干
		悪化→不死→持続→恢復 禁	悪化→不死→持続→恢復
病在肝	夏 丙丁	秋 秋 冬 春 風	庚申 庚申 壬癸 甲乙
病在心	長夏 戊己	冬 冬 春 夏 温食 熱衣	壬癸 壬癸 甲乙 丙丁
病在脾	秋 庚申	春 春 夏 長夏 温食、濡衣 飽食 湿地	甲乙 甲乙 丙丁 戊己
病在肺	冬 壬癸	冬 夏 長夏 秋 寒飲食、寒衣	丙丁 丙丁 戊己 庚申
病在腎	春 甲乙	長夏 長夏 秋 冬 犯焠烪、熱食 温炙衣	戊己 戊己 庚申 壬癸

㊾

病在	平旦	下晡	四季	夜半	日出	欲	急食	補	瀉
肝	慧	甚		静		散	辛以散	辛	酸
心	静			甚		耎	鹹以耎	鹹	甘
脾	昳慧	静			甚	緩	甘以緩	甘	苦
肺	甚	慧		静		収	酸以収	酸	辛
腎		静	甚	慧		堅	苦以堅	苦	鹹

平旦＝午前６時
下晡＝午後４時
夜半＝午後12時
慧＝気分爽快
昳（てつ）＝午後２時
耎（ぜん）＝軟らかい、弱い

㊿

病色	宜　食	作用
肝色青	甘：　粳米・牛肉・棗・葵	緩
心色赤	酸：　小豆・犬肉・李・韮	収
肺色白	苦：　麦・羊肉・杏・薤	堅
脾色黄	鹹：　大豆・豚肉・栗・藿	耎
腎色無	辛：　黍・鶏肉・桃・葱	散

粳米＝うるち米、韮＝にら、葵＝あおい
藿＝豆の葉、薤＝らっきょう

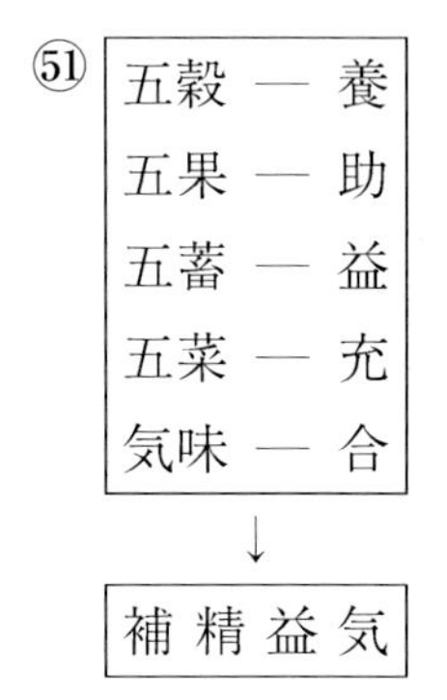
51

五穀 — 養
五果 — 助
五蓄 — 益
五菜 — 充
気味 — 合
↓
補精益気

◆宜明五気 第23

52

五入	酸—肝　辛—肺　苦—心　鹹—腎　甘—脾
五病	心—噫　肺—欬　肝—語　脾—呑　腎—欠、嚏　胃—気逆、噦、恐 大腸、小腸—泄　下焦溢—水　膀胱不利—癃　不約為遺溺　胆—怒
五精	心—喜　肺—悲　肝—憂　脾—畏　腎—恐
五悪	心—熱　肺—寒　肝—風　脾—湿　腎—燥
五液	心—汗　肺—涕　肝—涙　脾—涎　腎—唾
五味禁	辛走気　気病無多食辛　鹹走血　血病無多食鹹　苦走骨　骨病無多食苦 甘走肉　肉病無多食甘　酸走筋　筋病無多食酸
五病所発	陰病発—骨・肉・夏　陽病発—血・冬
五邪所乱	邪入陽—狂　邪入陰—痺　搏陽—巓疾　搏陰—瘖 陽入之陰—静　陰出之陽—怒
五邪所見	春得秋脈　夏得冬脈　長夏得春脈　秋得夏脈　冬得夏脈
五蔵	心—神　肺—魄　肝—魂　脾—意　腎—志
五主	心—脈　肺—皮　肝—筋　脾—肉　腎—骨
五勢	久視—傷血　久臥—傷気　久坐—傷肉　久立—傷骨　久行—傷筋
五蔵脈	肝脈—弦　心脈—鈎　脾脈—代　肺脈—毛　腎脈—石

◇血気形志 第24

(53)

	血	気
太陽	多	少
少陽	少	多
陽明	多	多
少陰	少	多
厥陰	多	少
太陰	多	少

(54)

五蔵之兪
肺之兪
心之兪
肝之兪
脾之兪
腎之兪

(55)

	表	裏
手	太陽	少陰
	少陽	心主
	陽明	太陰
足	太陽	少陰
	少陽	厥陰
	陽明	太陰

◇宝命全形論 第25

(56)

五法		
知	一	治神
	二	知養身
	三	毒薬為真
	四	制砭石小大
	五	府蔵血気之診

◇八正神明論 第26

(57)

月始生	血気始精	衛気始行
月郭満	血気実	肌肉堅
月郭空	肌肉減	経絡虚
	衛気去	形独居

形	問病、索之於経、 接之不得、不知其情
神	目・耳・口

◇離合真邪論 第27

(58)

天有宿度
血有経水
人有経脈

(59)

天地温和―経水安静
天寒地凍―経水凝泣
天暑地熱―経水沸溢 卒風暴起

(60)

寒―血凝泣
暑―気淖沢

(61)

天以候天	調中府 ─ 知三部九候―長久
地以候地	＼ 不知三部九候―不能長久
人以候人	

◇太陰陽明論 第29

⑥②

陽	天気　主外　実	陽気　手→頭→足	陽病　上行極—下	傷風
陰	地気　主内　虚	陰気　足→頭→臂、指端	陰病　下行極—上	傷湿

◇熱論 第31

⑥③

傷寒1日　巨陽	頭頂痛腰脊強
2日　陽明	陽明主肉、其脈侠鼻、絡於目、故身熱目疼、鼻乾、不得臥
3日　少陽	少陽主胆、其脈循脇絡於耳、故胸脇痛、耳聾、三陽経絡皆受其病 而未入於蔵者、故可汗而已
4日　太陰	太陰受之、太陰脈布胃中絡於嗌、故腹満而嗌乾
5日　少陰	少陰受之、少陰脈貫腎絡於肺、繋舌本、故口燥舌乾、渇
6日　厥陰	厥陰受之、厥陰脈循陰器而絡於肝、故煩満而嚢縮 三陰三陽、五蔵六府皆受病、栄衛不行、五蔵不通、則死

◇挙痛論 第39

⑥④

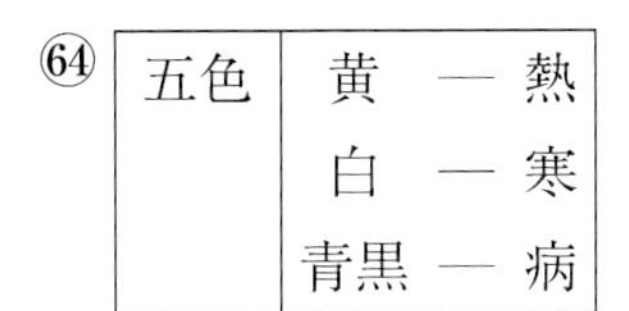

五色	黄　—　熱 白　—　寒 青黒　—　病

◇腹中論 第40

⑥⑤

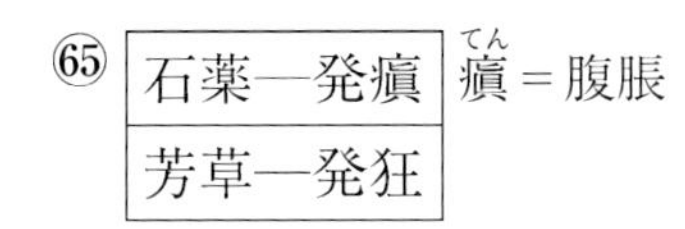

石薬—発瘨
芳草—発狂

瘨(てん)＝腹脹

◇風論 第42

⑥⑥

	汗	風	色	症状
肺風	多	悪風	白	欬、短気、昼日則差、暮則甚
心風	多	寒風	赤	甚則言不可快、焦絶、善怒
肝風	多	悪風	微蒼	嗌乾善怒、時憎女子、目下青
脾風	多	悪風	微黄	身体怠堕、四支不欲動、不嗜食
腎風	多	悪風	黒	顔面浮腫、脊痛不能正立
胃風	頸多	悪風		食欲不下、鬲塞不通、腹満、食寒則泄、痩、腹大
首風	頭面多	悪風		当風一日則病甚、其後少愈
漏風	或多			衣常濡、口乾、善渇、不能労事、多汗出泄衣上、身体痛寒

◆痺論 第43

⑰

五痺	肺痺
	心痺
	肝痺
	腎痺
	脾痺

◆痿論 第44

⑱

肺主 — 皮毛
心主 — 血脈
肝主 — 筋膜
脾主 — 肌肉
腎主 — 骨髄

◆気穴論 第51

⑲

谷 — 肉之大会
谿 — 肉之小会
栄衛 — 肉分之間、谿谷之会、以行栄衛、以会大気

◆解鍼 第54

⑳

一天	人皮	応天
二地	人肉	応地
三人	人脈	応人
四時	人筋	応時
五音	人声	応音
六律	人陰陽	応律
七星	人歯耳目	応星
八風	人出入気	応風
九野	人九竅・三百六十絡	応野

◆気穴論 第51

㉑

人心意	応八風
人気	応天
人髪耳目五声	応五音六律
人陰陽脈血気	応地
人肝目	九竅・三百六十五

◆調経論 第62

㉒

精気津液 四肢九竅 五蔵十六部 三百六十五節	→生百病→皆有虚実

㉓

心蔵神 肺蔵気 肝蔵血 脾蔵肉 腎蔵志	→成形

㉔

血気行経隧 — 血気不和 — 百病乃変化而生

㉕

病在	調
脈	血
血	絡
気	衛
肉	分肉
筋	筋
骨	骨

繆刺
巨刺

◇四時刺逆従論 第64

⑯

四季気	在	症　状
春気	経脈	天気始開、地気始泄、凍解氷釈、水行経通、故人気在脈
夏気	孫絡	経満気溢、入孫絡受血、皮膚充実
長夏気	肌肉	経絡皆盛、内溢肌中
秋気	皮膚	天気始収、腠理閉塞、皮膚引急
冬気	骨髄	蓋蔵、血気在中、内著骨髄、通於五蔵

⑰〔**刺五蔵過誤死**〕

刺中	死
心	一日
肝	五日
肺	三日
腎	六日
脾	十日

◇標本病伝論 第65

⑱

病在標本	
刺之法	心別陰陽 前後相応 逆順得施

⑲

在	求
標	標
本	本
標	本
本	標

⑳

病伝	症状	一日	三日	五日	十日	末期的症状	死(不巳日数)	時	
								冬	夏
心病	先必痛	欬	脇支痛	閉塞不通		身痛体重	三日	夜半	日中
肺病	喘咳	身重体痛	脇肢満痛	脹			十日	日入	日出
肝病	頭目眩脇支満		体重身痛	脹		腰背少腹痛	三日	日入	早食
脾病	身痛体重	脹	背腹腰筋痛小便閉				十日	人定	夕食
腎病	少腹腰背痛		背腹筋痛小便閉腹脹				三日	大晨	晏晡
胃病	脹満	腹脹身体重		少腹腰背痛	身体重		六日	夜半後	昳
膀胱病	小便閉	腹脹身体痛		少腹腰背痛			二日	鶏鳴	下晡

晨＝朝　人定＝人がおちついた頃　晏食＝夕食　昳＝日傾く頃　晡＝ひぐれ

◆天元紀大論 第66

⑧①

天有五行 — 以生寒暑燥湿風
人有五蔵 — 化五気生喜怒思慮恐

⑧②

天	玄	生神	風 熱 湿 燥 寒 気	形気相感、万物生
地	化	生五味	木 火 土 金 水 形	
人	道	生智		

⑧③

天地 — 万物之上下
左右 — 陰陽之道路
水火 — 陰陽之徴兆
金木 — 生成之終始

◆五運行大論 第67

⑧④

	生	天	地	人	気	臓	性	徳	用	色	化	虫	政	令	味	志	傷	勝
東方生風	風→木→ 酸→肝→ 筋→心	玄↓神↓生気↓風	化↓五味↓木	道↓智	柔	肝	暄	和	動	蒼	栄	毛	散	宣発	酸	怒	怒—肝 風—肝 酸—筋	悲—怒 燥—風 辛—酸
南方生熱	熱→火→ 苦→心→ 血→脾	熱	火	脈	息	心	暑	顕	躁	赤	茂	羽	明	鬱蒸	苦	喜	喜—心 熱—気 苦—気	恐—喜 寒—熱 鹹—苦
中央生湿	湿→土→ 甘→脾→ 肉→肺	湿	土	肉	充	脾	静	濡	化	黄	盈	倮	謐	雲雨	甘	思	思—脾 湿—肉 甘—脾	怒—思 風—湿 酸—甘
西方生燥	燥→金→ 辛→肺→ 皮毛→腎	燥	金	皮毛	成	肺	涼	清	固	白	斂	介	勁	霧露	辛	憂	憂—肺 熱—皮毛 辛—皮毛	喜—憂 寒—熱 苦—辛
北方生寒	寒→水→ 鹹→腎→ 脊髄→肝	寒	水	骨	堅	腎	凛	寒	為	黒	粛	鱗	静	凝冽	鹹	恐	恐—腎 寒—血 鹹—血	思—恐 燥—寒 甘—鹹

◆六微旨大論 第68

⑧⑤

天枢之上　天気主之	気交之分、人気従之、万物由之
天枢之下　地気主之	

⑧⑥

天	升已而降
地	降已而升

⑧⑦

天気下降
気流于地、気騰于天
地気上升

◆気交変大論 第69

⑧⑧

木星	歳星
火星	熒惑星
土星	鎮星
金星	太白星
水星	辰星

◆五常政大論 第70

⑧⑨

西北方—地高	天不足西北、左寒右涼	陰	気寒	人寿
東南方—地低	地不満東西、右熱左温	陽	気熱	人夭

◆至真要大論 第74

⑨⓪

味	作用	陰陽
辛甘	発散	陽
酸苦	涌泄	陰
鹹	涌泄	陰
淡	滲泄	陽

⑨①

天枢	天之分	天気主之
	地之分	地気主之

◆解精微論 第81

⑨②

心	五蔵之専精
目	其竅

⑨③

水之精	志、骨之主	水火相応
火之精	神	

⑨④

脳	陰
髄	骨之充
志	骨之主

『霊　枢』

◆表解分類一覧表（霊枢の部）

五行	103、121、127、137、146、150、151、161、162、163、167、177、178、179、181、182、183、184、187、188
身体臓腑	103、113、118、127、129、135、136、137、146、150、156、167、177、178、179、180、181、182、183、187、188
気	95、103、121、123、124、131、141、156、158、169、177
陰陽	97、109、110、117、142、145、186、193
天地人	97、114、117、119、170、175、195
五味	161、162、163、166、179、183
解剖	135、137、138、153、155、168
刺禁・刺法	98、102、109、110、111、112

三陰三陽	143、144、146、147、189、190
川海	115、118、119、133
天枢、腰	106、117、142、145
栄衛	123、124、165、169
目（目色）	174、191、192、194
十二経脈	114、115、134、141
十二経水	114、115、133、141
病伝、病在	107、108、109
上工・中工・下工	96、160、173
魂魄	100、102、103
目耳口	121、136、137
形	98、99、158
心	129、136、171
人の一生	113、158

◇小鍼解 第3

⑮

邪気在上
濁気在中
清気在下

◇邪気蔵府病形 第4、根結 第5

⑯

上工治癒率 90%	平気
中工治癒率 70%	乱脈
下工治癒率 60%	絶気危生、不可不慎

◇根結 第5

⑰

天地相感、寒暖相移
陰道之道、陰道偶、陽道奇

⑱

瀉	形気不足、病気有余、邪勝
補	形気有余、病気不足
不可刺	形気不足、病気不足 陰陽気俱不足
有余者瀉、不足者補	

◇寿夭剛柔 第6

⑲

寿	形充、皮膚緩
夭	形充、皮膚急
順	形充、脈堅大
衰、危	形充、脈小弱、気衰

◇本神 第8

⑳

徳	天之在我者
気	地之在我者
生	徳流気薄而生
精	生之来謂
神	両精相搏謂
魂	随神往来者
魄	並精而出入者
心	所以任物者
意	心有所憶、謂之
志	意之所存、謂之
思	志而存変
慮	因思而遠慕
智	因慮而処物

(101)

智者之養生	必順四時、適寒暑 和喜怒而安居処 節陰陽而調剛柔 如是則僻邪不至、長生久視

(102)

傷神 傷魂 傷魄 傷志 傷精	用鍼者以知 精神魂魄之存亡

(103)

五蔵	蔵	舎	気虚	気実
肝	血	魂	恐	怒
脾	営	意	四支不用 五蔵不安	腹脹 経溲不利
心	脈	神	悲	笑不休
肺	気	魄	鼻塞不利 少気	喘渇胸盈 仰息
腎	精	志	厥	脹 五蔵不安

必審五蔵之病形、以知其気之虚実、謹而調之也

◆終始 第９

(104)

瀉者迎之 補者随之

(105)

平人：	不病 脈口人迎応四時 上下相応而倶往来 六経之脈不結動 本末寒温之相守司 形肉血気必相称也

(106)

腰以上	手太陰陽明主之
腰以下	足太陰陽明主之

(107)

病在　病上 ⇄ 下取
病在　頭 → 足 　　　足 → 膕
病生　頭 — 頭重 　　　手 — 臂重 　　　足 — 足重
治病 — 先刺其病所従生者也

(108)

四気	在
春気	毛
夏気	皮膚
秋気	分肉
冬気	筋骨

(109)

病在　上	陽
病在　下	陰
病痛者	陰
痛而以手	陰
按之不得者	陰

陽 — 浅刺 陰 — 深刺

⑩

先治其陽、而後治先陰

⑪

刺鍼之法
深居静処
占神往来
閉戸塞牖
魂魄不散
専意一神
毋聞人声
令志在鍼
浅而留之、微而浮之
以移其神、気至乃休

⑫

刺禁	酔
	怒
	労
	飽
	餓
	渇
	恐・驚
	乗車来者、臥而休之、如食頃、刺之
	出行来者、坐而休之、如行十里頃、刺之

◆経脈 第10

⑬

人始生	先成精
	精成脳髄生
	骨為幹
	脈為営
	筋為剛
	肉為墻
	皮膚堅而毛髪長
	穀入于胃
	脈道以通
	血気乃行

◆経別 第11

⑭

天	人	
	内	外
天人相応		六府
	五蔵	六律
	五色	六律建
	五時	陰陽諸経
	五味	十二月
	五位	十二辰
		十二経水
		十二経脈

五蔵六府之所以応天道

◇経水 第12

⑮

	外	内
十二経脈	十二経水	五蔵六府
	大小深浅広狭 遠近不同 受水而行	高下小大 受穀之多少不等 五蔵 合神気魂魄蔵之 六府 受穀而行之 受気而揚之 経脈 受血而営之 合而治

⑯

天至高
地至広

経水冑　内外相貫　如環無端、人経亦然

⑰

天	地
陽 腰以上	陰 腰以下

⑱

	外合	内属	作用
足太陽	清水	膀胱	通水道
足少陽	渭水	胆	
足陽明	海水	胃	
足太陰	湖水	脾	
足少陰	汝水	腎	
足厥陰	澠水	肝	
手太陽	淮水	小腸而水道出	
手少陽	漯水	三焦	
手陽明	江水	大腸	
手太陰	河水	肺	
手少陰	済水	心	
手心主	漳水	心包	

⑲

海以北	陰	人与天地相参
湖以北	陰中之陰	
漳以南	陽	
河以北至漳	陽中之陰	
漯以南至江	陽中之太陽	

◆脈度 第17

(120)

盛者瀉之
虚者飲薬以補之

(121)

五蔵気	通
肺気	鼻
心気	舌
肝気	目
脾気	口
腎気	耳

(122)

五蔵不和 — 七竅不通
六府不和 — 則留為癰

◆営衛生会 第18

(123)

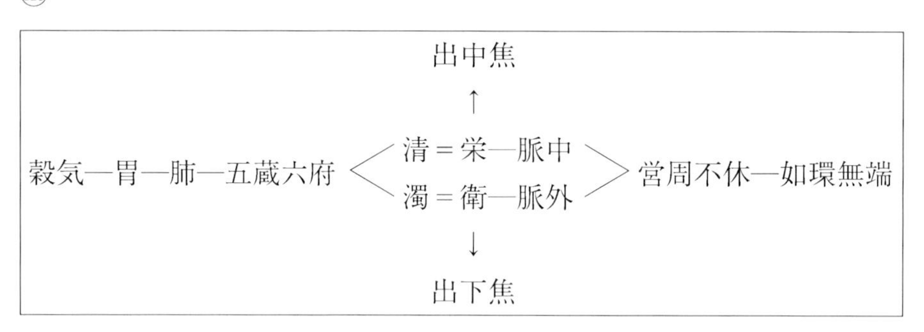

(124)

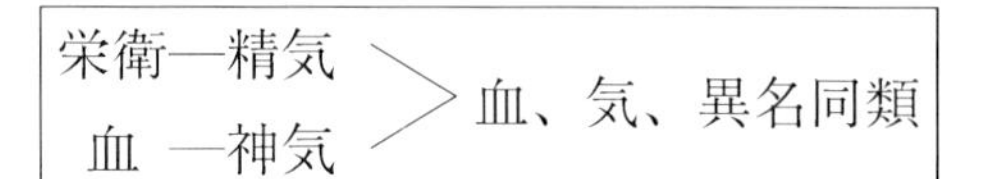

(125)

三焦	上焦	如霧	
	中焦	如漚	漚＝泡
	下焦	如瀆	瀆＝溝

◆寒熱病 第21

(126)

大牖五部＝扶突・天牖・天柱・天府・天柱

◆熱病 第23

(127)

火	心
木	肝
金	肺
水	腎
土	脾

◇病本 第25

⑫⑧

先	後	治
病	逆	其本
逆	病	其本
寒	生病	其本
病	生寒	其本
熱	生病	其本
泄	生他病	其本
病	中満	其標
病	泄	其本
中満	煩心	其本
客気	大小便不利	其標
	大小便不利	其本
病発有余		先本後標
病発不足		先標後本
大小便不利	生他病	其本

◇口問 第28

⑫⑨

心	五蔵六府之主
目	宗脈之所聚也、上液之道
口	気之門戸也
耳	宗脈之所聚也

◇師伝 第29

⑬⓪

五蔵六府	肺為蓋 心為主

六府候	胃為海 鼻隧候大腸 唇厚、人中長候小腸 目下果大、胆乃横 鼻孔在外、膀胱漏泄 鼻柱中起、三焦乃約

◇決気 第30

⑬①

精	両神相搏、合而成形、常先身生
気	上焦開発、宜五穀味、薫膚、充身、沢毛、若霧露之漑
津	腠理発泄、汗出溱溱
液	穀入気満、淖沢注于骨、骨属屈伸、洩沢補益脳髄、皮膚潤沢
血	中焦受気、取汁変化而赤
脈	壅遏営気、令無所避

◇平人絶穀 第32

⑬②

人不食　七日而死

◆海論 第33

⑬③

人有四海	髄海 — 脳 血海 気海 — 膻中 水穀之海 — 胃 衝脈 — 十二経之海

四海	十二経水 →海 →東西南北四海

◆五乱 第34

⑬④

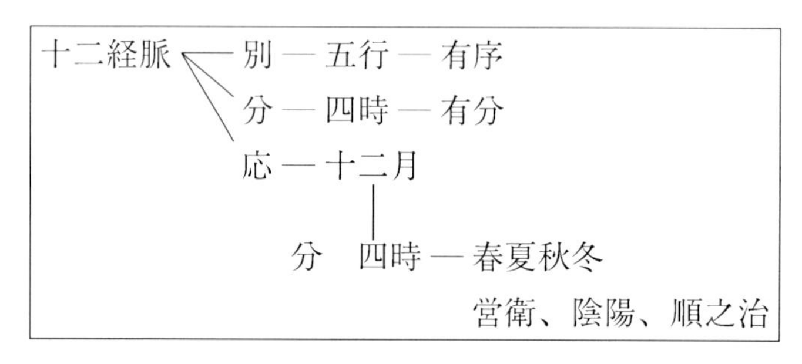

◆脹論 第35

⑬⑤

臓腑	建築物
胸腹	臓腑之郭
膻中	心主之宮城
胃	太倉
咽喉、小腸	伝送
胃之五竅	閭里門戸
廉泉玉英	津液之道
五蔵六府	各有畔界
	病状各有形状
栄気循脈 衛気逆為脈脹	

閭＝里の門

◆五癃津液別 第36

⑬⑥

五蔵六府	為
心	主
耳	聴
目	候
肺	相
肝	将
脾	衛
腎	主外

◆五閲五使 第37

⑬⑦

五蔵	官	病状
鼻	肺	喘息、鼻脹
目	肝	眥青
口唇	脾	唇黄
舌	心	舌巻短、顴赤
目	腎	顴・顔黒

⑬⑧

五色独決于明堂

◆逆順肥痩 第38

⑬⑨

聖人之為道	上合天 中合人事 下合地

⑭⓪

血清気滑
血気和調
気濇血濁
血清気濁

◆陰陽清濁 第40

十二経脈 — 十二経水

⑭①

気之清濁	受穀者濁 — 注陽 受気者清 — 注陰 濁而清 — 上出于咽 清而濁 — 下行 清濁相干 — 乱気

◆陰陽繋日月 第41

⑭②

陽	陰
腰以上天	腰以下地
天	地
手十指 以応十日 日主火 在上者陽	足之十二経脈 月生于水 在下者陰

⑭③

十干主		
	甲	左手少陽
	己	右手少陽
	乙	左手太陽
	戊	右手太陽
	丙	左手陽明
	丁	右手陽明
	庚	右手少陰
	癸	左手少陰
	辛	右手太陰
	壬	左手太陰

⑭④

足之陽	陰中之少陽
足之陰	陰中之太陰
手之陽	陽中之太陽
手之陰	陽中之少陰

⑭⑤

腰以上	陽
腰以下	陰

⑭⑥

五蔵		
	心	陽中之太陽
	肺	陰中之少陰
	肝	陰中之少陽
	脾	陰中之至陰
	腎	陰中之太陰

⑭⑦

四時	人気	無刺
正月～三月	在左	左足之陽
四月～六月	在右	右足之陽
七月～九月	在右	右足之陰
十月～十二月	在足	左足之陰

◇病伝 第42

⑱

治療法	導引・行気・喬摩・灸熨・刺焫・飲薬

焫＝やく

◇順気一日分為四時 第44

⑲

人有五蔵―五蔵有五変―五変有五輸―応五時

⑳

五変	蔵	色	時	音	味	日
肝	牡	青	春	角	酸	甲乙
心	牡	赤	夏	徴	苦	丙丁
脾	牝	黄	長夏	宮	甘	戊己
肺	牝	白	秋	商	辛	庚申
腎	牝	黒	冬	羽	鹹	壬癸

㉑

	四時	刺
五変	冬・蔵	井
以主五輸	春・色	滎
	夏・時	輸
	長夏・音	経
	秋・味	合

◇本蔵 第47

㉒

人之血気精神	奉生而周于性命者也
経脈	血気而営陰陽、濡筋骨、利関節者也
衛気	温分肉、充皮膚、肥腠理、司開闔者也 衛気和則分肉解利、皮膚調柔、腠理緻密
志意	御精神、収魂魄、適寒温、和喜怒、魂魄不散、 悔怒不起、五蔵不受邪
五蔵	蔵精神血気魂魄
六府	化水穀而行津液者也

◆五色 第49

⑮③

五色独決于明堂	
明堂	鼻
闕	眉門
庭	顔
蕃	頬
蔽	耳門

⑮④

五色	青黒	病
	黄赤	熱
	白	寒

⑮⑤

五臓六府肢節	
庭 — 首面	
闕上 — 咽喉	顴 — 肩
闕中 — 肺	顴後 — 臂
下極 — 心	臂下 — 手
直下 — 肝	目内眥上 — 膺乳
肝左 — 胆	挟縄面上 — 背
下 — 脾	循牙車以下 — 股
中央 — 大腸	中央 — 膝
挟大腸 — 腎	膝以下 — 脛
当腎 — 臍	脛以下 — 足
面王以上 — 小腸	巨分 — 股裏
面王以下 — 膀胱 子処	巨屈 — 膝臏

◆衛気 第52

⑮⑥

気	内 — 五蔵　蔵精神魂魄	其浮気不循経 — 衛	陰陽相随、 外内相実、 如環之無端
	外 — 六府、受水穀而行化物者。絡肢節	其精気之行于経 — 営	

◆天年 第54

⑮⑦

為人	血気已和、栄衛已通、五蔵已成、神気舎心、魂魄畢具

能長久	五蔵堅固、血脈和調、肌肉解利、皮膚致密、営衛之行不失其常 呼吸微除、気以度行、六府化穀、津液布揚、各如其常

⑮⑧

人生　10歳	好走	五蔵始定、血気已通、其気在下
20歳	好趨	血気始盛、肌肉方長
30歳	好歩	五蔵大定、肌肉堅固、血脈盛満
40歳	好坐	五蔵六府十二経脈皆大盛以平定、腠理始疏、栄華頽落、髪頗班白、平盛不揺
50歳		肝気始衰、肝葉始薄、胆汁始減、目始不明
60歳	好臥	心気始衰、善憂悲、血気懈惰
70歳		脾気虚、皮膚枯
80歳	言善悞	肺気衰、魄離
90歳		腎気焦、四蔵経脈空虚
100歳		五蔵皆虚、神気皆去、形骸独居、而終

◆逆順 第55

⑮⑨

気之順逆	所以応天地陰陽四時五行也
脈之盛衰	所以候血気之虚実有余不足

⑯⓪

上工治未病、不治已病

◆五味 第56

⑯①

	味	走	五穀	五果	五畜	五菜	五色
穀	酸	肝	麻	李	犬	韮	青
	苦	心	麦	杏	羊	薤	赤
	甘	脾	米	棗	牛	葵	黄
	辛	肺	黍	桃	鶏	葱	白
	鹹	腎	大豆	栗	猪	藿	黒

麻＝胡麻
薤＝らっきょう
葵＝あおい
藿＝豆の葉

⑯2

	五　宜	禁
脾病者	秔米飯、牛肉、棗、葵	酸
心病者	麦、羊肉、杏、韮	鹹
腎病者	大豆、黄巻、猪肉、栗、藿	甘
肝病者	麻、犬肉、季、韮	辛
肺病者	黄黍、鶏肉、桃、葱	苦

黄巻＝もやし
麻＝胡麻
秔＝粳
うるち米
藿＝豆の葉

⑯3

五蔵色	味	宜　食
脾色黄	鹹	大豆、豚肉、栗、藿
心色赤	酸	犬肉、麻、李、韮
腎色黒	辛	黄黍、鶏肉、桃、葱
肺色白	苦	麦、羊肉、杏、薤
肝色青	甘	秔米、牛肉、棗、葵

◆賊風 第58

⑯4

巫	知百病之勝、先知其病之所従生者、可祝而已也

◆動輸 第62

⑯5

営衛之行也、上下相貫、如環之無端、相輸如環、終而復始

◆五味論 第63

⑯6

五味	走
酸	筋
鹹	血
辛	気
苦	骨
甘	肉

◆陰陽二十五人 第64

⑯⑦

	似	色	頭	而	肩	身	手足	
木形之人	蒼帝	蒼	小	長	大	直	小	有才、労心、少力、多憂、労事、能春夏、不能秋冬、感而病生
火形之人	赤帝	赤	小	脱面	好肩背髀腹		小	疾心、行揺肩、背肉満、有気、軽財、少信、多慮見事明、好顔、不寿暴死、能春夏、不能秋冬
土形之人	黄帝	黄	大頭	円面	美肩背	大腹	小	多肉、上下相称、行安地、挙足浮安、心好利人、不喜権勢、能秋冬、不死春夏
金形之人	白帝	白	小	方面	小肩背	小腹	小	骨軽、身清廉、善為吏、能秋冬、不能春夏、春夏感而病生
水形之人	黒帝	黒	大	不平	小肩	大腹	動	下尻長背、不敬畏、善欺、紿人戮死、能秋冬、不能春夏、春夏感而病

脱面＝細おもて

◆憂恚無言 第69

⑯⑧

咽喉	水穀之道
喉嚨	気之上下
会厭	音声之門戸
口唇	音声之扇
舌	音声之機
懸雍垂	音声之関
頏顙	分気之所泄
横骨	神気所使生発舌者

◆邪客 第71

⑯⑨

営気	泌其津液、注之於脈、化以為血、以栄四末、内注五蔵六府
衛気	出其悍気之慓疾、而先行於四支末分肉皮膚間、而不休者也 昼日行於陽、夜行於陰、常従足少陰之分間、行於五蔵六府

⑰⓪天地人相応

天	地	人
天円	地方	足方
日月		両目
	九州	九竅
風雨		喜怒
雷電		音声
四時		四肢
五音		五蔵
六律		六府
冬夏		寒熱
十日		十指
辰有十二		足十指、茎垂
		女子不足二節以抱人形
陰陽		夫妻
成 365 日		360 節
	高山	肩膝
	深谷	腋膕
	十二経水	十二経脈
	泉脈	衛気
	草蓂	毫毛
昼夜		臥起
列星		牙歯
	小山	小節
	山石	高骨
	林木	募筋
	聚邑	䐃肉
十二月		十二節
	四時不生草	無子

䐃＝腹中脂肪

⑰①

心者五蔵六府之大主也、精神之所舎也、心傷則神去、神去則死

◆通天 第72

⑰2

太陰之人
少陰之人
太陽之人
少陽之人
陰陽和平之人

◆官能 第73

⑰3

上工	取気、乃救其萌芽
下工	守其已成、因敗其形

唾癰呪病

◆論疾診尺 第74

⑰4

目色	病在
赤	心
白	肺
青	肝
黄	脾
黒	腎

◆九鍼論 第78

⑰5

一法 天	陽、五蔵之応天者肺、肺者五蔵六府之蓋也、皮者肺之合、人之陽也、刺無得深入而陽気出
二法 地	人之所以応土者、肉也、刺無傷肉分
三法 人	人之所以成生者、血脈也、刺致其気、令邪気独出
四法 時	四時八風之客於経絡之中、為瘤病者也、刺令以写熱出血、而痼病竭
五法 音	音也、冬夏之分、分於子午、陰陽別、寒与熱争、両気相搏、合為癰膿也、刺如剣鋒、取大膿
六法 律	調陰陽四時而合十二経脈、虚邪客於経絡而為暴痺者也、刺尖鋭、鍼大、以取暴気
七法 星	人之七竅、邪之所客於経、而為痛痺、舎於経絡者也、刺尖、静以徐往、微久留、出鍼而養者也
八法 風	風者人之股肱八節也、八風傷人、内舎於骨解腰脊節腠理之間、刺長鍼、深刺
九法 野	野者人之節解皮膚間也、淫邪流溢於身、如風水之状、刺微鍼、以取大気不能過於肉節者也

◇九鍼論 第78

⑯176

九鍼	一　鑱鍼
	二　員鍼
	三　鍉鍼
	四　鋒鍼
	五　鈹鍼
	六　員利鍼
	七　毫鍼
	八　長鍼
	九　大鍼

177

五蔵気	心	肺	肝	脾	腎
	噫	欬	語	呑	欠

178

六府気	胆	胃	大腸小腸	膀胱	下焦
	怒	逆噦	泄	不約為遺溺	水

179

五味入	酸	辛	苦	甘	鹹	淡
	肝	肺	心	脾	腎	胃

180

五悪	肝	心	肺	腎	脾
	風	熱	寒	燥	湿

181

五液主	心	肝	肺	腎	脾
	汗	泣	涕	唾	涎

182

五労	久視	久臥	久坐	久立	久行
	傷血	傷気	傷肉	傷骨	傷筋

183

五走	酸	辛	苦	鹹	甘
	筋	気	血	骨	肉

184

五裁	病在筋	病在気	病在骨	病在血	病在肉
	無食酸	無食辛	無食鹹	無食苦	無食甘

185

五発	陰病発	陽病発
	骨	血
	肉	
	夏	冬

186

五邪	入陽	入陰
	狂 転則癲疾	血痺 転則瘖
	陽入於陰 陰出於陽	病静 病喜怒

癲＝意識不明となり倒れる
瘖＝発音障害、しゃべれなくなる

⑱7

五藏	心 — 神
	肺 — 魄
	肝 — 魂
	脾 — 意
	腎 — 精志

⑱8

五主	心 — 脈
	肺 — 皮
	肝 — 筋
	脾 — 肌
	腎 — 骨

⑱9

	血	気	刺、出血
陽明	多	多	血気
太陽	多	少	悪気
少陽	多	少	悪血
太陰	多	少	悪気
厥陰	多	少	悪気
少陰	多	少	悪血

⑲0

	表	裏
足	陽明（胃経）	太陰（脾経）
	少陽（胆経）	厥陰（肝経）
	太陽（膀胱経）	少陰（腎経）
手	陽明（大腸経）	太陰（肺経）
	少陽（三焦経）	厥陰（心包経）
	太陽（小腸経）	少陰（心経）

◇大惑論 第80

⑲1

精	窠 — 眼
	骨 — 瞳子
	筋 — 黒眼
	血 — 絡

⑲2

目	五蔵六府精
	営衛魂魄之所常営也
	神気之所生也

⑲3

陰	瞳子、黒眼
陽	血眼、赤脈

⑲4

目	心使、神之舎也

◇癰疽 第81

⑲5

天地人異変
天宿失度、日月薄蝕
地経失経
水道流溢
草萓不成
五穀不殖
径路不通
民不往来
巷聚邑居、則別離異処

⑲6

成癰	血脈営衛周流不休、上応星宿、下応経数
	寒邪客於経絡之中、則血泣、血泣則不通
	不通則衛気帰之、不得復反、故癰腫
	気化熱、腐肉、化膿、筋爛
	傷骨、骨傷則髄消、蔵傷故死

解　説

「表解」について若干の解説を補足しておきたい。『素問』『霊枢』といちいち書くのは煩雑なので前者をⓈ、後者をⓁとする。

1. 一覧表ⓈⓁから

この（別表1）のように表解を大まかだが分類し順位に並べてみると、ⓈⓁの違い、性格が浮き上ってくる。ともに10位までのせている。

Ⓢではすべて38項目あり、1位の29種から10位の6種まで、Ⓛでは42項目中、1位の21種から10位の5種までグループ分けしてある。

別表1によればⓈでは天地人、陰陽、身体・臓腑、気。Ⓛでは身体・臓腑、五行、気、陰陽、天地人と順序が異なっている。しかし、おしなべて自然に関する表解が多い事も分る。つまりⓈもⓁもその立脚する理論なり、思想は同一といえる。だが5位以下の項目を見るとⓈでは東西南北、風、寒熱といった自然現象環境が、Ⓛでは解剖、刺法、三陰三陽などの実際的なものがでてくる。Ⓢが理論的、基礎的、Ⓛが実際的、臨床的ともいわれる所以の傍証になろう。

別表1　一覧表ⓈⓁの順位

順位	素問Ⓢ（38項目）	霊枢Ⓛ（42項目）
1	天地人	身体・臓腑
2	陰陽	五行
3	身体・臓腑	気
4	気	陰陽
5	五味	天地人
6	五行	五味
7	東西南北	解剖
8	風邪	刺禁・刺法
9	寒熱	三陰三陽
10	大きな表	大きな表

2. 大きな表

Ⓢ、Ⓛとも10位に入っているが、この「大きな表」は各種総合的に集約され、五行説による分類がなされている。この表をマスターすれば大方のことは分ってくるといえる。しかし、この「大きな表」を並べてみると同じような個所がいくつもでてくる。例えば⑰と㊹は殆んど同一で、もう少し編集に際して、手際よくまとめられなかったかと考える。「大きな表」の中で最も要領がよいのは⑩の「金匱真言論」の表で、⑰は東西四方と五行との関係、㊽は五臓の病の治癒か不治の結果と四季、十干との関係（十二支はⓈ六元正紀大論 第71、運気論中にでてくる）、㊾は五行の各種類について記してあり、五行説を把握するのによい表である。㊿は五臓六腑

の病の日によって変化していくさまと、死に到るまで追い、その冬と夏の時刻が記されている。

Ⓛの「大きな表」では⑮⑥が身体各部位の名称が挙げられているので、医書を読むのに参考になる。これと解剖に関する表解を併せて見るのがよい。⑮⑥は人生を10歳毎に区切って身体の盛衰を、①も男女人生の年令による変化をいっているが最近、テレビのコマーシャルにも利用されている。⑯⑦は人の姿、形の五分類で、外観からその人の性格、病気になった場合の状態をいっている。韓国の「四象医学」(太陽、少陽、太陰、少陰と顔かたちから人を四形に分け、夫々に処方がきまる。朝鮮時代に盛行した医学体系)に似ている発想である。⑰⓪も天地人の各々について記され、天人相感の見地からも不可欠な表である。⑰⑤も天地人について書かれているが一～三だけではなく、九までの自然と人の関わり、鍼の刺し方の違いがでてくる。さらに「一法天、二法地、三法人」とは、『老子』第25章の「人法天、地法天、天法道、道法自然」と同じような表現で、古代医学の思想の原点は自然より発していることと、『老子』、道家の影響をうけていることも判明し、さらにはⓈⓁともに道教に吸収されていく理由も分ってくる。

3. その他の表解

その他の表解を集約、分類してみると次のようにその主張が分けられる。

- 天地人、上中下の関係を基に、天地の変動、自然循環変化(四季、東西南北、風雨、寒熱、燥湿)が人体に及ぼす影響を観察し、これらが病因になりうる事を記している。
- 気という概念から、陰陽、さらに五行説をうみ、これらの理論は人をもふくめた万物をカバーしていて、中国医学の基本理論になっている。
- 病気は已病を治すのではなく、未病を防ぐという事を重視し「養生第一」という養生説は大きな柱になっている。
- 三陽三陰と経脈、表裏、五臓などとの関係
- 建築物、川や海と人体臓腑、四肢関節の対比や比喩、腰以上は天、以下は地など
- 栄衛、三焦という概念
- 十干と三陰三陽
- 人の一生を年令による体の変化
- 解剖的記述、精神活動の由来と傷害、その五臓との配当
- 実際的方面としては、経絡、経穴(表解はしていない)や刺鍼法、禁忌、施術者の心構え、鍼の種類等
- 治療により健康になったというのは、陰陽のバランスが恢復した状態をいう。平

衡、中立、中和、中央、中庸といった過、不足のない状態を重視する。平人、平脈というのも同じである。

- 食養の重視。宜食、禁食というのや、五味との関係、五行の中ほどは土であり甘（調味料にも）であり、やはり中央に位置する。
- 五行の順序は木火土金水だがⓈ蔵気法時論 第22では金木水火土とあり、『古文尚書』では、水火木金土の順列になっている。
- 薬物療法としてはⓁ邪客 第71に「半夏湯」の名をみる。
- 巫、祝、呪病といった呪術的、原始的医療の痕跡がある。
- その他、徳とか道といった文字もあり、精神修養にも心懸けるよう説いている。
- 参考

陽	心	火
陰	腎	水

精	耳	腎
気	口	肺
神	目	心

附：道家・道教に関係する字句

○真人・至人・聖人・賢人（『素問』上古天真論 第1）。真人及び至人は道教の最高の得道の人の称号。聖人・賢人はこれに次ぐ優れた人。

○方士（『素問』五蔵別論 第11）。方術の士、道教の方術士。

○祝由（『素問』移精変気論 第13）。祝祷、祭祀を行い、悪い事や病気の由来を探ること。巫人が行う。

○恬淡虚無、恬愉為務（『素問』上古天真論 第1）。『老子』（第31章）、『荘子』（刻意）にもでてくる。無為は『老子』（第13章）、恬憺は『淮南子』（原道訓）にもある。心の中を空に、虚にしておく事。養生の基本になる。

○道（『素問』四気調節大論 第2）。儒家でいう、人世を歩む道ではなく、陰陽四時に順に生きる事を道といっている。

○徳（『素問』天元紀大論 第66、『霊枢』師伝 第29）。『素問』では「上以治民、下以治身、使百姓昭著上下和親、徳沢下流、子孫無憂、伝之後世、無有終時」。『霊枢』では「上以治民、下以治身、使百姓無病、上下和親、徳沢下流、子孫無憂、伝于後世、無有終時」。

両者を比べるとほぼ同文で、君臣、治国治身、上下和親、上の徳は下に流れ、子孫に憂いなく、世も治る。人は無病であるという理想社会をいっている。徳というと儒教のもののようだが、ここの文は、医学というより治国思想、つまり老子の国の思想、ひいては黄老思想にもたどりつく。『太平経』『黄庭経』などとも同じところがある。それにしても『素問』と『霊枢』の両方に書かれているのはどういうわけか？　いままでいったようにどうも編集者の意図も方針も判っきりしない。

○『素問』の初め「上古天真論 第1」では黄帝の紹介から初まるが『霊枢』ではどうか。初めの「九鍼十二原 第1」では「余子万民、養百姓、而収其租税、余哀其不給、而属有疾病、余欲勿使被毒薬、無用砭石、欲以微鍼通其経脈、調其血気、営其逆順出入之会」とあり、黄帝の施政と、人民の幸福・疾病予防、治療の方針をのべている。これも『霊枢』の総論的なものとみることができよう。

○唾癰呪病（『霊枢』官能 第73）。つばをふきかける呪術的療法。『五十二病方』などに見る。

○巫、祝（『霊枢』賊風 第58）。巫や祝という言葉がでてきて、鬼神という正体不明の病に対応している。

おわりに

本稿では、表解だけではなく、表解の内容から、その表解の主題を分類してある。こうすることにより、くどいとも思われる、又はくり返えしの文言が、本書の強調したい処、目玉でもあることが、おぼろげに分ってくる。そして自然観より出た思想、哲学が医学や、その当時あった民間信仰や道家の思想などと絡んで医学思想の基礎をなしていったという課程もよみとられる。この表解を縦より横より縦横に利用されることを願っている。

第２章　『素問』『霊枢』成句分類

はじめに

本章では、『素問』『霊枢』の中の、字がいくつか一つになった、いわゆる成句（章句、熟語、フレーズ）をまとめて分類した。『素問』や『霊枢』には同じ成句が前後してあり、くりかえし出現していることがある。これらを抽出、分類し、『素問』『霊枢』のどの篇にあるのか、また筆者の観点からいって重要と思われるものや余り気にも留らない語句についてもふれてみた。

成句が散在していることはこれらを読むに当って、理解を妨げ、混乱を招きやすい。それで文中の同じような成句をまとめてみると、内容はよほどすっきりとしてくる。

文中、いちいち『素問』『霊枢』と書くのはこちらも煩雑なので前者をⓈ、後者をⓁとしてある。原文をそのまま記載してある。訳本を参照されて不明の処はよんでいただきたい。

黄帝の紹介

①昔在黄帝、生而神霊、弱而能言、幼而徇斉、長而敦敏、成而登天（Ⓢ上古天真論 第1）

②黄帝者、少典之子、姓公孫、名曰軒轅、生而神霊、弱而能言、幼而徇斉、長而敦敏、成而聡明（『史記』巻1、五帝本紀 第1）

その他、ほぼ同文が『雲笈七籤』『大戴礼』に見るがここはすでに(2)にも挙げている処であるが、殊に黄帝が中国文明の祖といわれるだけではなく、このように医学の祖でもあり一面、神仙にも顔を出し、道家では老子と共に例えば「黄老思想」というように尚ばれ、道家ひいては道教でも引きついでいる。『素問』『霊枢』になぜ「黄帝」という冠名がつくのか、何故道教経典集の『道蔵』の中に『素問』『霊枢』が存在するのか、こうなれば医学と宗教＝道教はクローズではないか。「医道同源」「医宗同源」という言葉の由来を示しているのではないか。いろいろ考えるべき源点なのであえて再掲した。

黄帝の独白（ひとりごと）

黄帝が独白して慨歎している場面がある。黄帝が人間性をもっていることがわかる。

①嗚呼遠哉、天之道也、如迎浮雲、若視深淵、視深淵尚可測、迎浮雲莫知其極（Ⓢ六微旨大論 第68）

②嗚呼遠哉、閔閔乎若視深淵、若迎浮雲、視深淵尚可測、迎浮雲莫知其際（Ⓢ

疏五過論 第77）［悶悶＝心を悩むこと］

養生

養生説は、道教と医学を結びつける大きなもので、殊にⓈの第１～第３篇に集中している。この事は、養生を重視している事になる。どの書でも重要な目玉は初めに書くものである。

①上古之人、其知道者、法於陰陽、和於術数。食欲有節、起居有常、不妄作労、故能形与神倶、而尽終其天年、度百歳乃去。今時之人不然也、以酒為漿、以妄為常、酔以入房、以欲竭其精、以耗散其真、不知持満、不時御神、務快其心、逆於生楽、起居無節、故半百而衰也（Ⓢ上古天真論 第1）

②夫上古聖人之教下也、皆謂之虚邪賊風、避之有時、恬淡虚無、真気従之、精神内守、病安従来（Ⓢ上古天真論 第1）

③黄帝曰、余聞上古有真人、提挈天地、把握陰陽、呼吸精気、独立守神、肌肉若一、故能寿敝天地、无（無）有終時、此其道生、中古之時、有至人者、淳徳全道、和於陰陽、調於四時、去世離俗、積精全神、游行天地之間、視聴八達之外、此蓋益其寿命而強者也、亦帰於真人、其次有聖人者、処天地之和、従八風之理、適嗜欲於世俗之間、無恚嗔之心、行不欲離於世、被服章、挙不欲観於俗、外不労形於事、内無思想之患、以恬愉為務、以自得為功。形体不敝、精神不散、亦可以百数。其次有賢人者、法則天地、象似日月、弁列星辰、逆従陰陽、分別四時、将従上古合同於道、亦可使益寿而有極時。（Ⓢ上古天真論 第1）

①能形与神倶。肉体と精神の事をいっている。

②恬淡虚無、③恬愉為務。共に心はからにさっぱり、おだやかに、何等患らわされることがない。養生の基本をいっている。Ⓛ上膈 第68に「恬憺無為」とある。

②去世離俗、遊行天地之間。世俗をはなれ、恰も仙人の境地にひたることをのべている。

④陰陽四時者、万物之終始也、死生之本也、逆之則災害生、従之則苛疾不起、是謂得道。道者、聖人行之、愚者佩之。従陰陽則生、逆之則死、従之則治、逆之則乱。反順為逆、是謂内格。是故聖人不治已病、治未病、不治已乱、治未乱、此之謂也、夫病已成而後薬之、乱已成而後治之、譬猶渇而穿井、闘而鋳錐、不亦晩乎（Ⓢ四気調神大論 第2）

ここで道という字がでてくる。ここの道は道家のいう自然の道という事で、儒家のいう人として行うべき道という事ではなく、未病を防ぎ治すが、すでにある已病を治すのではないという、中国医学の養生論の基本をも記している。ここが中国医学の理論的出発でもあり理想でもあるわけである。

⑤其気九州九竅五蔵十二節、皆通乎天気。蒼天之気清浄、則志意治、順之則陽気固、雖有賊邪、弗能害也、比因時之序、故聖人伝精神、服天気、而通神明、失之則内閉九竅、外壅肌肉、衛気散解、此謂自傷、気之削也（Ⓢ生気通天論 第3）

天気は人気と通じ、天気を受け入れない状態――九竅、五臟、十二関節が閉ざされる――は自らを傷つける事になる。衛気という言葉もでてくる。

⑥［心者、君主之官也、……、十二官］凡此十二官者、不得相失也、故主明則下安、以此養生則寿、殁世不殆、以為天下則大昌、主不明則十二官危、使道閉塞而不通、形乃大傷、以此養生則殃、以為天下者、其宗大危、戒之戒之（Ⓢ霊蘭秘典論 第8）

ここでは十二官という役職を五臟六腑と結びつけ、この十二官を統率する主が確かりしてないと十二官も危くなり、ひいては下の人民にまで及ぶ。つまり君―臣―民という構図がそのまま上の良否が下の人民の健康（養生）に関わる事という国と人との対比を述べている。

⑦（賢人者）法則天地、象似日月、弁列星辰、逆従陰陽、分別四時、将従上古合同於道、亦可使益寿而有極時（Ⓢ上古天真論 第1）

天地、日月星の巡りに従い陰陽、四時をわきまえ、上古時代のように道にかなった生き方をすれば養生―長生がかなえられる。

⑧智者之養生也。必順四時而適寒暑、和喜怒而安居処、節陰陽而調剛柔、如是則僻邪不至、長生久視（Ⓛ本神 第8）

養生の要点があり、養生を守れば邪を避ける事ができ、長生可能としている。なおこの文につづいて、思慮、喜楽、愁憂、盛怒、恐懼などの精神状態は身体にも影響してくると説いている。

⑨夫百病之所始生者、多起于燥湿寒暑風雨陰陽喜怒飲食居処。春生夏長、秋収冬蔵、是気之常也、人亦応之。以一日為四時、朝則為春、日中為夏、日入為秋、夜半為冬。朝則人気始生、病気衰。故旦慧日中人気長、長則勝邪、故安。夕則人気始衰、邪気始生、故加。夜半人気入蔵、邪気独居于身、故甚也。（Ⓛ順気一日分為、四時 第44）

春・夏・秋・冬と、朝・ひる・夕・夜、及び生・長・収・蔵がそれぞれ対応して示し、正邪の消長もそれに応じている。この対応をわきまえ、養生すれば（逆らわず、順応する）病にもならず寿命ものびる事を示している。

上知天文

①上知天文、下知地理、中知人事、可以長久（Ⓢ気交変大論 第69）

②上知天文、下知地理、中知人事、可以長久（Ⓢ著至教論 第75）

③上合于天、下合于地、中合于人事、必有明法、以起度数、法式検押、乃後可伝焉（Ⓛ逆順肥痩 第38）

①、②は全く同文で、同じⓈの中にあるというのは理解しにくい。天地人は、中国古代思想の自然観より導かれた基本的な思想であり、重要である。それ故、二度も強調しているのだろうか。③も同じ天地人についてふれている。

三百六十五

①天為陽、地為陰、日為陽、月為陰、大小月三百六十日成一歳、人亦応之（Ⓢ陰陽離合論 第6）

②人亦有三百六十五節以為天地久矣、天為陽、地為陰、日為陽、月為陰、行有分紀、周有道理、日行一度、月行十三度而有奇焉、故大小月三百六十五日而成歳。

天以六六為節、地以九九制会、天有十日、日六竟而周甲、甲六復而終歳、三百六十日法也（Ⓢ六節蔵象論 第9）

一年を①では三百六十日、②では三百六十五日とし人体の三百六十五節に対応させここでも天地人の関係がある。

③人有大谷十二分、小谿三百五十四名、少十二兪、比皆衛気之所留止、邪気之所客也、鍼石縁而去之（Ⓢ五蔵生成 第10）

大きな人体のくぼみを谷、小さいくぼみを谿とし、それが三百六十六あるとしている（多くあることをいっている）。

④肉之大会為谷、肉之小会為谿、肉分之間、谿谷之会、以行栄衛、以会大気、谿谷三百六十五穴会、亦応一歳（Ⓢ気穴論 第58）

谷谿併せて三百六十五、一年に相応。そこは栄衛が外界の大気と交わる処でここの閉塞は気の流通がとだえるから③でもここでも鍼を以てすることをいっている。

⑤人有精気津液、四支九竅、五蔵十六部、三百六十五節、乃生百病、百病之生（Ⓢ調経論 第62）

⑥節之交三百六十五会者、経脈之滲灌諸節者也（Ⓛ小鍼解 第3）

⑤、⑥とも三百六十五節とあり、⑦では百病（いろいろの病気）が生じる処でもあり、⑥では経脈と通じているといっている。

⑦歳有三百六十五日、人有三百六十節（Ⓛ邪客 第71）

⑥では三百六十五節、⑦では三百六十節とあり異なっている。⑦では節が一年と対応しているといっているが、節は三百六十である。

人の一生

①男子は８、女子は７を基とし、男子では六十四歳、女子では四十九歳までの体の盛衰の様子を見ている。（Ⓢ上古天真論 第１）

②人生を十歳毎に十歳より百歳までの、変化を見ている（Ⓛ天年 第54）

①、②ともに「表解」に内容は表示してある。

如環無端

①積伝為一周、気裏形表而相成也（Ⓢ陰陽離合論 第６）

②間者環也（Ⓢ 診要経終論 第16）

③経脈流行不止、環周不休（Ⓢ挙病論 第39）

④（時刻は）周而復始（Ⓢ六微旨大論 第68）

⑤清者為営、濁者為衛、営在脈中、衛在脈外、営周不休、五十而復大会、陰陽相貫、如環無端（Ⓛ営衛生会 第18）

⑥浮気之不循経者、為衛気、其精気之行于経者、為営気。陰陽相随、外内相貫、如環之無端（Ⓛ衛気 第52）

⑤、⑥も営気、衛気のエンドレス、サイクルをいっている。循環の思想は中国古代医学が自然の循環に結びついたもので、この営衛だけでなく、一日、四季、一年、十干、十二支どれもが循環し、体に影響を与えている。経絡もそうで、中に流れる気血の滞りが病や痛みをもたらすと考える。

⑦気之不得無行也、如水之流、如日月之行不休、故陰脈栄其蔵、陽脈栄其府、如環之無端、莫知其紀、終而復始、其流溢之気、内漑蔵府、外濡腠理（Ⓛ脈度 第17）

営衛気の循環を水流にたとえ、臓腑を巡っていることを記している。

上実下虚　補瀉

①上実下虚、為厥巓疾、上虚下実、為悪風（Ⓢ脈要精微論 第17）

②実則写之、虚則補之（Ⓢ三部九候論 第20）

③虚者実之、満者泄之（Ⓢ宝命全形論 第25）

④有余不足、補写於栄輸（Ⓢ離合真邪論 第27）

⑤実而滑則生、実而逆則死（Ⓢ通評虚実論 第28）

⑥有余者写之、不足者補之（Ⓢ瘧論 第35）

②〜⑥に、「実すれば瀉し、虚すれば補す」という原則が並んでいる。

⑦刺虚則実之者、鍼下熱也、気実乃熱也（Ⓢ鍼解 第54）

⑧迎而奪之者、写也。追而済之者、補也（Ⓛ小鍼解 第3）

⑨形気不足、病気有余、是邪勝也、急写之。形気有余、病気不足、急補之（Ⓛ根結 第5）

⑩盛者写之、虚者飲薬以補之（Ⓛ脈度 第17）

実写、虚補の原則がつづくが、⑩のように実には鍼、虚には服薬を推めているのもある。

⑪補精益気（Ⓢ蔵気法時論 第22）

精気、精をもらさず補する事が気をまし、長生にもかかわる。養生説でよく用いられる言葉。

▌玉版　天元冊

①著之玉版、蔵之蔵府、毎旦読之、名曰玉機（Ⓢ玉機真蔵論 第19）

②天元冊文（Ⓢ五運行大論 第六十七）、天元冊（Ⓢ六微旨大論 第68）

③可著竹帛（Ⓛ病伝 第42）（Ⓛ玉版 第60）

玉版とは文字通り、非常に貴い書ということだろうか。天元冊も、天と通じる書というのだろうか。Ⓢの67、68とつづいていることも注目したい。

▌生長収蔵

①春三月、発陳、春気之応養生之道也、夏三月、蕃秀、夏気之応養長之道也、秋三月、容平、秋気之応養収之道也、冬気、閉蔵、冬気之応養蔵之道也（Ⓢ四気調神大論 第2）

②天有四時五行、以生長収蔵（Ⓢ陰陽応象大論 第5）

③故能生長収蔵、終而復始（Ⓢ陰陽応象大論 第5）

生長収蔵は、農耕民族であればこその発想で、春の種まきから秋の収獲、冬の倉蔵まで、春夏秋冬に対応し、また東南西北という方位にも関わる。よく出てくる言葉でもある。

▌左右陰陽之道路也

①天地者、万物之上下也、陰陽者、血気之男女也、左右者、陰陽之道路也、水火者、陰陽之徴兆也、陰陽者、万物之能始也（Ⓢ陰陽応象大論 第5）

同じ篇に「陰陽者、天地之道也」とある。

②天地者、万物之上下也、左右者、陰陽之道路也、水火者、陰陽之徴兆也、金

木者、生成之終始也（Ⓢ天元紀大論 第66）

①とほぼ同文だが、水火とは五行説では冬夏（北南）、金木は秋春（西東）をいい、前者は陰陽の盛り、後者はその消衰をいっている。

③天地者、万物之上下、左右者、陰陽之道路（Ⓢ五運行大論 第67）

「左右者、陰陽之道路也」という字句は初めよくその意味がつかめなかった。そこで別図のような立体図をつくってみた。上下、左右、前後である。上、左、前を陽、下、右、後を陰とするとその交叉の点に立ってみると、「左右者、陰陽之道路也」というのが理解できる。①では陰陽を男女に、②では陰陽を五行と関係づけている。君主は南面しているので、左方東が春、右方西が秋になる。我が国の平安期に「北面の武士」があって、君子を相対し守っていた（左右では左が第一になる。例えば左大臣＞右大臣）。

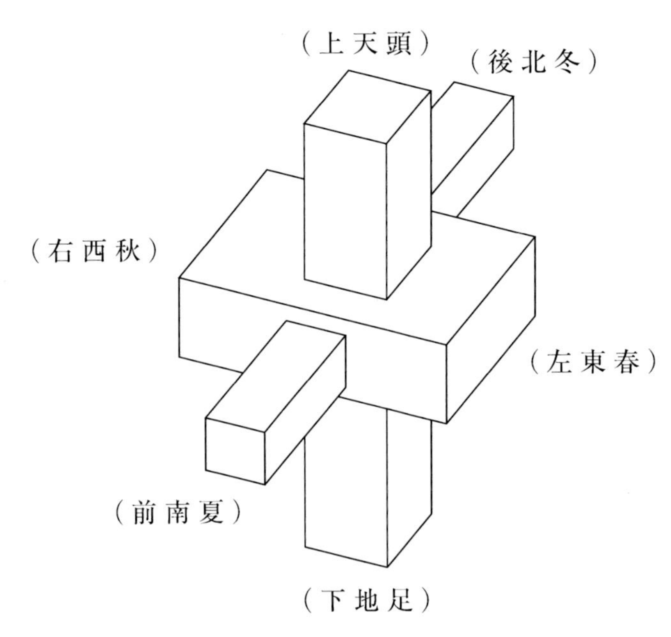

左右者陰陽之道路也
前・上・左・頭 — 陽
後・下・右・足 — 陰

天円地方、天高地広
頭円足方
前後・左右・上下の交わった処が中心（中央）
§「君子南面」「北面武士」

別 図

九　竅

①自古通天者生之本、本於陰陽天地之間、六合之内、其気九州九竅五蔵十二節、皆通乎天気（Ⓢ生気通天論 第3）

②人九竅三百六十五絡応野（Ⓢ鍼解 第54）

この篇を一括右に表示した。九竅は九野に、天と人との関係になっている。九竅とは人の両目、両耳、両鼻孔及び口（以上、顔面、七竅、陽竅ともいう）と前陰、後陰（以上を陰竅ともいう）を併せたものをいう。

上応天地四時陰陽（Ⓢ鍼解 第54）

一	天	皮膚
二	地	肉
三	人	脈
四	時	筋
五	音	声
六	律	陰陽合気
七	星	歯、顔目
八	風	出入気
九	野	九竅、三百六十五

参考に、Ⓛ経別 第11に似た処（五臓六腑について）があるので挙げておく。「人之合于天道也、内有五蔵、以応五音、五色、五時、五味、五位也。外有六府、以応六律、六律建陰陽諸経、而合之十二月十二辰十二節十二経水十二時十二経脈者、此五蔵六府之所以応天道」。天と人との係わりを強くのべている。

分肉之間

以下「分肉の間」とあるものを列挙する。この「分肉の間」とは文字通り筋肉と筋肉の分かれ目をいっているようだが、筆者も日常臨床上、治療の重要な目標としている。殊に圧痛（以痛為輸）のある場所と一致すれば、鍼の治療点となる。皮内鍼治療の場合、殊に重要な目標になる。

①膝筋肉分間（Ⓢ刺腰病 第41）

②風気蔵於皮膚之間、…散於分肉之間（Ⓢ風論 第42）

③循皮膚之中、分肉之間（Ⓢ痺論 第43）

④肉之大会為谷、肉之小会為谿、肉分之間、谿谷之会、以行栄衛、以会大気（Ⓢ気穴論 第58）

⑤温皮膚分肉之間（Ⓢ調経論 第62）

⑥調之分肉（同）

⑦分肉間（Ⓢ繆刺論 第63）

⑧分肉之間（Ⓛ本輸 第2）

⑨病在分肉間（Ⓛ官鍼 第7）

⑩秋気在分肉（Ⓛ終始 第9）

⑪経脈十二者、伏行分肉之間、深而不見、其常見者、足太陰過于外踝之上、無所隠故也（Ⓛ経脈 第10）

経脈が外から見えるというその場所は足の太陰脾経、三陰交附近を指しているのだろうか。筆者にもよく分らない（明の張介賓は足ではなく手としている）。

⑫春取経血脈分肉之間（Ⓛ四時気 第19）

⑬病在分腠之間（Ⓛ熱病 第23）

⑭将在分肉之間（Ⓛ周痺 第27）

⑮客于分肉之間（同）

⑯独居分肉之間（同）

⑰蔵于血脈之中分肉之間（Ⓛ賊風 第58）

⑱此人腸胃大而皮膚湿而分肉不解焉（Ⓛ大惑論 第80）

耳 目 口

①目盲不可視、耳閉不可以聴（Ⓢ生気通天論 第3）

『老子』第12に「五色令人目盲、五音令人耳聾、五味令人口爽」とあり、耳目と口の三つが、外界の刺激、邪の入る処と考え、ここを閉じることが道教の修養の重要な事になり外三宝といい、この耳口目は精気神とつながり、この精気神を内三宝といっている。デジタル思考的に表にしてみた（表）。

精気神

外三宝	内三宝	中医学
耳 口 目 （情報系）	精 気 神 （機能系 調節系）	腎 肺 心 （反応系）

②東方陽也…則上明而下虚、故使其耳目聡明。西方陰也…則下盛而上虚、故其耳目不聡明（Ⓢ陰陽応象大論 第5）

③形乎形、目冥冥…故曰形。神乎神、耳不聞、目明心開、而志先。慧然独悟、口弗能言、倶視独見、適若昏、昭然独明、若風吹雲、故曰神。（Ⓢ八正神明論 第26）

④（心者五蔵六府之主也）目者、宗脈之所聚也。口鼻者、気之門戸也。耳者、宗脈之所聚也。（Ⓛ口問 第28）

⑤鼻者、肺之官也。目者、肝之官也。口唇者、脾之官也。舌者、心之官也。耳者、腎之官也。（Ⓛ五閲五使 第37）

精 気 神

①心者五蔵六府之大主也、精神之所舎也（Ⓛ邪客 第71）

②五蔵六府之精気、皆上注於目、而為之精、精之窠為眼、骨之精為瞳子、筋之精為黒眼、血之精為絡、其窠気之精為白眼、目者、五蔵六府之精也、営衛魂魄之所常営也、神気之所生也、故神労則魂魄散、志為乱。目者、心使也、心者神之舎也。（Ⓛ大惑論 第80）

「目は心の窓」というように、精や気、及び神（心でもあり、精神状態でもある）と関わりがある事をのべている（表）。また精は生でもあり性でもある。気は宇宙全体を包み天・地・人すべてを包含している。

神と精

神	心	陽	魂	火
精	腎	陰	魄	水

巫等呪術的事項

①「方士」（Ⓢ五蔵別論 第11）

方士とは方術の士、つまり呪術的傾向があり、当時の何んらかの技術をもっている者をいう。道教が創まると道士となる。

②「祝由」（Ⓢ移精変気論 第13）

祝とは捧げ物をして祈り言葉をとなえ祈る事。甲骨文では祝（𥘅）。字の左（示）はテーブルの上に捧げものをおき右の兄は𠔀で人が坐って祈っている姿を現わしている。

③巫、可祝（Ⓛ賊風 第58）

巫は原始宗教時代からある祈祷者、司祭者で、殷時代の王は巫王で祭政一致であった。いわゆるシャーマン、呪術と医術を兼ねていたので巫医でもある。巫は天意を知ることのできる天と人との仲介でもあった。

④唾癰呪病（Ⓛ通天 第72）

文字通り唾をはきかけるという呪術的、原始的医術で、『五十二病』などにも見るところである。この時代まだこのような治療手段を用いていたのだろうか。

繆刺・巨刺

①身形有病、九候莫病則繆刺之、病在於左而右脈病者、巨刺之。（Ⓢ調経論 第62）

巨刺は筆者も日常よく使う。例えば左の胸鎖乳突筋が痛いとする。診るとやや太く固い事がある。この場合反対側、右の同じ場所をつまんでもちあげ刺鍼、強刺激を加える。これを数か所にしてみる。筋は軟かくなり、ほぐれて痛みもなくなる事が多い。ぜひ試してみたい処である。

②何謂繆刺（Ⓢ繆刺論 第63）

皮毛―孫脈―絡脈―経脈―五臟―散於腸胃、陰陽倶感、五蔵乃傷、孫絡閉塞、不得入於経、流溢於大絡、邪客大絡者、左注右、右注左、上下左右、与経相于、而布於四末、其気無常処、不入於経兪、命曰繆刺、邪客於経、左盛則右病、右盛則左病、亦有移易者、左痛未已右脈先病、如此者、必巨刺之、必中其経、非絡脈也。（Ⓢ繆刺論 第63）

この後に「左取右、右取左」「左刺右、右刺左」などとつづく。つづいて「足心」「手心」とある。ともに手掌、足蹠の中央部にあり刺鍼する。この後に治らなければ「竹管吹其両耳」という奇妙な療法が書かれている。

以痛為輸

①以為痛鍼

痛みのある個所に鍼を刺すという、筋肉痛などに対処する方法で一年十二か月の各々により方法が異なっているが、焼鍼をもって力強く速刺速抜。強刺激を加える痺病に対する事を記している（一年の最後の月は使わない）。（Ⓛ経筋 第13）

痛みがある処がツボとすると、圧痛による痛覚はどうだろう。阿是穴とはまさにそれを言っている。

『霊枢』経筋 第13

足	太陽之筋	燔鍼劫刺	以痛為輸	仲春痺
	少陽之筋	〃	〃	孟春痺
	陽明之筋	〃	〃	季春痺
	太陰之筋	〃	〃	孟秋痺
	少陰之筋	〃	〃	仲秋痺
	厥陰之筋	〃	〃	季秋痺
手	太陽之筋	〃	〃	仲夏痺
	少陽之筋	〃	〃	季夏痺
	陽明之筋	〃	〃	孟夏痺
	太陰之筋	〃	〃	仲冬痺
	心主之筋	〃	〃	孟冬痺
	少陰之筋	無用燔鍼	〃	季冬痺

燔鍼劫刺＝やき鍼で速刺速抜の強刺激

同名異治

①（頸癰者に）或石（砭石）或鍼灸治之、而皆已、此同名異等者也、夫癰気之息者、宜以鍼開除去之、夫気盛血聚者、宜石而写之、此所謂同病異治也（Ⓢ病能論 第46）

同名異治、同病異治について述べている。

脳

①随眼系以入於脳（Ⓛ大惑論 第80）

②骨空之所以受益而益脳髄者也（Ⓛ衛気失常 第59）

③気在頭者、止之于脳（Ⓛ衛気 第52）

④人有髄海、…脳為髄之海（Ⓛ海論 第33）

脳が人体の中枢であるという考えはなかったようで、脳髄という事から、腎とも精にも関わっている。精神活動の中心は心とし、心は神であった。江戸末期、医師でもあり国学者でもあった平田篤胤の『志都能岩屋』文化7年（1810）には明確に脳、神経の記載があり、魂（神気）が生ずる処とある。また石坂宗哲は、西洋医学にもふれ「脳髄は精神を生じる」（『内景備覧』天保11年〔1840〕）と書いた位、はるか時代が下って脳が精神活動のもとである事を知ったのである。

百病之始

①風者百病之始（Ⓢ生気通天論 第3）

②風者百病之長也（Ⓢ玉機真蔵論 第19）

③痎瘧皆生於風（Ⓢ瘧論 第35）

④知百病生於気也（Ⓢ挙病論 第38）

⑤風者、百病之長也（Ⓢ風論 第42）

⑥風者、百病之始也（Ⓢ骨空論 第60）

⑦人有精気津液、四支九竅、五蔵十六部、三百六十五節、乃生百病、百病之生、皆有虚実（Ⓢ調経論 第62）

⑧百病之生也、皆生於風寒暑熱燥火、以之化之変也（Ⓢ至真要大論 第74）

⑨夫百病之所始者、必起于燥湿寒暑風雨陰陽喜怒飲食居処（Ⓛ順気一日分為四時 第44）

⑩百病之始期也、必生于風雨寒暑（Ⓛ五変 第46）

⑪百病之始生也、皆生於風雨寒暑（Ⓛ百病始生 第66）

諸病の発生原因が多く語られているが、要約すると「風」が最も多く次いで気の不調、風雨寒暑の自然環境、気候によるものなどがあるが⑩のように精神状態、食事、居住環境も病になりうると指摘している（これを守ることが養生になる）。

気　結

①（夫百病生於気）…思則心有所存、神有所帰、正気留而不行、故気結矣（Ⓢ挙病論 第39）

気が滞って流れなくなる気結。血なら瘀血（血滞）になる。

解　結

①知六府之気街者、能知解結契紹于門戸（Ⓛ衛気 第52）

②（血脈乃行）然後視其病、脈淖沢者、刺而平之、堅緊者、破而散之、気下乃止、此所謂以解結者也（Ⓛ刺節真邪論 第75）

気結についで解結という言葉もある。①は気街とあって気の往来する処で街とし、街なら門戸がある。経脈の流れが鬱滞するとこの門戸を開くように解結——むすび目を解く——すれば疎通させるという事。②は、解結とは血脈の流れが、恰も川の氷が解けてから渡り、地面が凍結してれば氷がとけてから地を掘るというようなもので、同じように人も「人参天地」だから陽気が巡ってから鍼をする。そこで「火気已通、血脈乃行、然後視其病、脈淖沢者、刺而乎之、緊緊者、破而散之」となる。つまり邪気がこり固っていれば、その固りをつき破り、丁度ひもの結び目をといて、ひもを長くのばせるようにする。これを解結というとある。

病気は邪気が結ぶという考えは道教にもあり、次のようなものが『道蔵』中にある。人体に結びをつくる処は12個所あるとし、その結びの一つ一つに神（神名をもつ）がいる。そこでその神の名をよび祈って結びめをとくというのである。結び目は臓器組織にゆきわたる。内視とか坐忘といった方法である。

- 解結行事訣（『道蔵』第11巻）
- 解胞十二結節図訣（『道蔵』第56巻）

（次項、「十二官」に表示してある）

石　薬

①不可服高梁芳草石薬、石薬発瘨、芳草発狂（Ⓢ腹中論 第40）（瘨＝気が狂うこと）

石薬とは文字通り鉱物性薬物、丹薬と思われる。丹薬の副作用を挙げているが『神農本草経』の「上薬」のように、鉱物性薬物を上とする事はなく、ⓈⓁも鍼灸中心の書とすれば分るような気もする。

長命、長久

①謹和五味、骨正筋柔、気血以流、湊理以密、如是、則骨気以精、謹道如法、長有天命。(Ⓢ生気通天論 第3)

②夫虚実者、皆従其物類始、故五蔵骨肉滑利、可以長久(Ⓢ通評虚実論 第28)

③必順四時而適寒暑、和喜怒而安居処、節陰陽而調剛柔、如是則僻邪不至、長生久視。(Ⓛ本神 第8)

④五蔵堅固、血脈和調、肌肉解利、皮膚致密、営衛之行、不失其常、呼吸微徐、気以度行、六府化穀、津液布揚、各如其常、故能長久(Ⓛ天年 第54)

『老子』に次のような個所がある。

- 天長地久、天地所以能長且久者、以其不自生、故能長久(第7章)
- 莫知其極、可以有国、有国之母、可以長久、是謂深根固柢、長生久視之道(第59)

どのような状態であれば長生きできるか、それにはどうすればよいかと書かれている。『老子』の長生法は国が永久に盛んならば個人もまた長生になれる。また天地の長久は自ら生きようとしないからで、人もまた自我を捨て意欲にかられるような事はしないのが長生きの秘訣であるというのである。天地人、君国民との結びつきは、『春秋繁露』『太平経』『黄庭経』などにも強調されている。

十 二 官

ここで十二結節がでてきたので、同じ十二の「十二官」について記したい。

①左表のように十二官とはいいながら十を算えるにすぎない。心が最上位にある(表)。

その他、官名はⓁ五閲五使 第37にもある。

『道蔵』中の「解結」に関する2篇ともほぼ同じで(表)、結の部分にそれぞれ、官衣、帽子をかぶったような神々(別図)がいる。静かな処にいて、瞑目、呼吸を整え、神の名を祈ってよぶ。するとその神が降下してきて、解結してくれるという。12の解結部は身体の上中下、各々に4か所ある。上部は頭、中部は胸腹、下部は下腹に相当する。この体を上中下に分けるのは「三部九候論」でも見られる処である。

『素問』霊蘭秘典論 第8

十二官	心	君主之官
	肺	相伝之官
	肝	将軍之官
	胆	中正之官
	膻中	臣使之官
	脾胃	倉廩之官
	大腸	伝道之官
	小腸	受盛之官
	三焦	決瀆之官
	膀胱	州都之官

『霊枢』五閲五使 第37

鼻	肺之官
目	肝之官
口唇	脾之官
舌	心之官
耳	腎之官

解結行事訣、
解胞十二結節図訣

胞上部	泥丸
	口中
	頬中
	目中
胞中部	五蔵
	太倉
	大腸
	小腸
胞下部	膀胱
	陰中
	後孔（門）
	両足

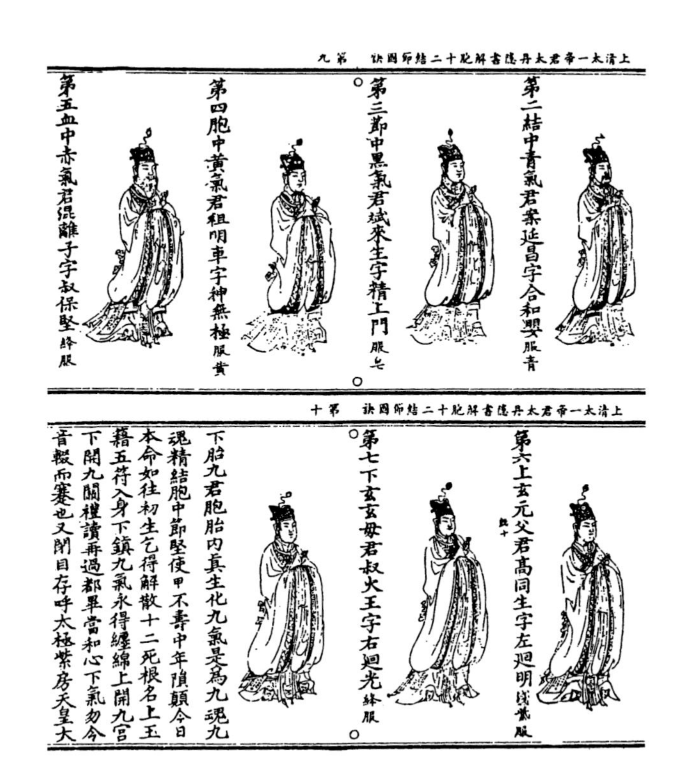

治　　国

①非独鍼道焉、夫治国亦然（Ⓛ外揣 第45）

黄帝の問いに岐伯が「鍼の道も国を治めるのも同じ」と答えている場面である。ⓈⓁを通して国を語るのは天地人に比してはるかに少ないが、治国の教えは老子も言っているので道家の影が見えてくる。

風　　水

①至必少気時熱、時熱従胸背上至頭、汗出、手熱、口乾苦渇、小使黄、目下腫、腹中鳴、身重難以行、月事不来、煩而不能食、不能正偃、正偃則欬、病名風水（Ⓢ評熱病論 第35）

風水といえば風水師が行う土地占いと思うが、このように風水という病名があるので記した。内容からすると感染症のようである。Ⓢ熱病 第31には「傷寒」という言葉もある。

君臣佐使

①主病之謂君、佐君之謂臣、応臣之謂使（Ⓢ至真要大論 第74）

湯薬では上薬を君、中薬を臣、下薬を佐としているが、治療では主な病を君、君を佐けるものを臣、臣の命で使いするものを使としている。『神農本草経』でいう君臣佐使は右表のようである。

（『神農本草経』）

君	上薬	応天	長命
臣	中薬	応人	長性
佐使	下薬	応地	治病

天枢上、天枢下

①天枢之上、天気主之、天枢之下、地気主之、気交之分、人気従之、万物由之、此之謂也（Ⓢ六微旨大論 第68）

②腰以上者、手太陰陽明皆主之、従腰以下者、足太陰陽明皆主之（Ⓛ終始 第9）

③天為陽、地為陰、腰以上為天、腰以下為地（Ⓛ経水 第12）

④腰以上為天、腰以下為地、故天為陽、地為陰（Ⓛ陰陽繫月 第41）

天枢は経穴の名でもあるが、文脈（あとのものを含めて）からいうと臍辺りを指しているようで、この天枢と腰とで人体を上下に分け、上を天、下を地、上を陽、下を陰とする。また天気、地気の境いも人体でいえばここを境とし、自然の気（天気、地気）からいえば、天気、地気の間に冲気があり、人体の気である人気は天気・地気と交流し、その交互の流通がうまくいっていれば健康で長生可能だというのである。また天枢とは北斗信仰では北斗七星の一つをいい、天の中枢と考えられている。

天 地 人

①陰陽者、天地之道也、清陽為天、濁陰為地、地気上為雲、天気下為雨、雨出地気、雲出天気、清陽上天、濁陰帰地、是故天地之動静、神明為綱紀、故能以生長収蔵、終而復始。惟賢人上配天以養頭、下象地以養足、中傍人事以養五蔵。（Ⓢ陰陽応象大論 第5）（表）

②一者天、二者地、三者人。三部各有天地人九候（Ⓢ三部九候論 第20）

③不知三部者、陰陽不別、天地不分、地以候地、

『素問』陰陽応象大論 第5

天地	万物之上下
陰陽	血気之男女
左右	陰陽之道路
水火	陰陽之徴兆
陰陽	万物之能始

天以候天、人以候人。(Ⓢ離合真邪論 第27)

④人与天地相参、故五蔵各以治(Ⓢ欬論 第38)

⑤夫一天二地三人四時五音六律七星八風九野、身形亦応之。人皮応天、人肉応地、人脈応人、人筋応時、人声応音、人陰陽合気応律、人歯面目応星、人出入気応風、人九竅三百六十五絡応野。(Ⓢ鍼解 第54)

⑥この部分を一つの表にまとめた(Ⓢ天元紀大論 第66)

⑦天枢之上、天気主之、天枢之下地気主之、気交之分、人気従之、万物由之、升已而降、降者謂天、降已而升、升者謂地、天気下降、気流于地、地気上升、気騰于天、故高下相召、升降相因、而変作矣(Ⓢ六微旨大論 第68)

『素問』天元紀大論 第66

天	玄	熱	湿	寒	気
地	化	木	土	金	形
人	道	火	燥	水	万物

ここに前の「天枢之上下」が出てくるが天地、陰陽から人や万物が生れたという事と、天気下降、地気上昇という鍼灸経絡の陽経、陰経の流注原則にも沿っているのでここに掲げた。

⑧天地相成、寒暖相移、陰陽之道(Ⓛ根結 第5)

⑨天至高、地至広。天為陽、地為陰、腰以上天、腰以下地(Ⓛ経水 第12)

⑩賢人之道、上合于天、下合于地、中合于人事、必有明法(Ⓛ逆順肥痩 第36)

⑪一以法天、二以法地、三以法人、……一者天也、二者地也、三者人也。(Ⓛ九鍼論 第78)

ⓈⓁの中から「天地人」に関する処を拾ってみるとその数が多いことが分る。天地人は自然観から導かれた中国古代思想のコアでもある。陰陽が人事や万物の発生のもととなると考え、天を最上位のものとし、天命、天神というように人は天の支配を受けていると考えていた。時代と共に、人は自我に目覚め「我命在我、不在天」(『抱朴子』、『養生延命録』)という意識が芽生え、唐代、孫思邈の『千金方』でいうように、人命は金にも代えられないほぼ重要なものという考えになる。

上知天文、下知地理、中知人事

①賢人上配天以養頭下象地以養足、中傍人事以養五蔵(Ⓢ陰陽応象大論 第5)

②上知天文、下知地理、中知人事、可以長久(Ⓢ気交変大論 第69)

③上知天文、下知地理、中知人事、可以長久(Ⓢ著至教論 第75)

全く同文がⓈに前後してでてくる。くりかえしの説法は、重要性を説いているのだろうか。

天覆地載

①天覆地載、万物悉備、莫貴於人、人以天地之気生（Ⓢ宝命全形論 第25）

天は全てを覆い、地は万物をのせ育てている。そこに人もいるのだが人より貴いものはなく天地の気から生れたとする。前項でのべたような事をいっている。

七損八益

①能知七損八益、年四十、而陰気自半也、起居衰矣、年五十、体重、耳目不聡明、年六十、陰萎、気大衰、九竅不利、下虚上実、涕泣倶出矣。故曰、知之則強、不知則老、故同出而名異耳。是以聖人為無為之事、楽恬憺之能、従欲快志於虚無之守。故寿命無窮、与天地終、此聖人之治身也（Ⓢ陰陽応象大論 第5）

寿命が極りない聖人とあるがこの場合、仙人ともいえ、道教でいうと不老長寿を全うできた事をいっている。七損八益とはⓈ上古天真論 第1にも女子は七、男子は八を基として人生の盛衰をいっている処があるが、この盛衰をよくわきまえて、養生すれば長生も可能であることを示している。しかし、馬王堆出土の医書『天下至道談』や『医心方』に同名のものがあるが、これは房中に関する「七損八益」で、詳しくは『漢方の臨床』61巻、1号・2号（2014）にあるので参考にしていただきたい。ここに掲げる表は同誌よりとっている。房中術の要点は「還精補脳」にあるが、Ⓢ蔵気法時論 第22には「補精益気」とある。

	天下至道談		医心方		黄帝内経素問（上古天真論）		
七損	閉	絶	絶気	百閉	男子（四損）	5×8（40歳）	6×8（48歳）
	泄	費	溢精	血竭		7×8（56歳）	8×8（64歳）
	渇		奪脈				
	勿		気泄		女子（三損）	5×7（35歳）	6×7（42歳）
	煩		機関			7×7（49歳）	
八益	治気	竊気	固精	蓄血	男子（四益）	8×8（8歳）	2×8（16歳）
	致沫	待贏	安気	益液		3×8（24歳）	4×8（32歳）
	智時	定傾	利蔵	道体			
	蓄気		強骨		女子（四益）	7×7（7歳）	2×7（14歳）
	和沫		調脈			3×7（21歳）	4×7（28歳）

十干十二支

①肝主春、其日甲乙、心主夏、其日丙丁、脾主長夏、其日戊己、肺主秋、其日庚辛、腎主冬、其日壬癸（Ⓢ蔵気法時論 第22）

②土主甲己、金主乙庚、水主丙辛、木主丁壬、火主戊癸。子午之上、少陰主之。丑未之上、太陰主之。寅申之上、少陽主之。卯酉之上、陽明主之。辰戌之上、太陽主之。巳亥之上、厥陰主之。（Ⓢ五運行大論 第67）

③甲辰甲戌太宮、下加太陰。壬寅壬申太角、下加厥陰、庚子庚午太商、下加陽明、如是者三。癸巳癸亥少徴、下加少陽、辛丑辛未少羽、下加太陽、癸卯癸酉少徴、下加少陰、如是者三。戊子戊午太徴、上臨少陰、戊寅戊申太徴、上臨少陽、丙辰丙戌太羽、上臨癸酉少徴、下加少陰、如是者三。戊子戊午太徴、上臨少陰、戊寅戊申太徴、上臨少陽、丙辰丙戌太羽、上臨太陽、如是者三。丁巳丁亥少角、上臨厥陰、乙卯乙酉少商、上臨陽明、己丑己未少宮、上臨太陰、如是者三。（Ⓢ六元正紀大論 第72）

十干、十二支が出てくる処を見たが、③などは運気論であり、よく理解しえない難かしさがある。いずれにしろ十干十二支が中国医学に関わっていたという処を見てみた。また易の太極・両儀など陰陽を考えるとやはり易の思想も医学にも滲入しているのである。

徳

①上以治民、下以治身、使百姓昭著、上下和親、徳沢下流、子孫無憂、伝之後世、無有終時（Ⓢ天元紀大論 第66）

②天之在我者徳也、地之在我者、気也、徳流気薄而生者也（Ⓛ本神 第8）

③上以治民、下以治身、使百姓無病、上下和親、徳沢下流、子孫無憂、伝于後世、無有終時（Ⓛ師伝 第29）

徳というと儒家のいうものだと思っていたら、道家の影響がつよいⓈⓁにもあった。①③とは全く同文で、ⓈにもⓁにも顔を出しているのはどのような訳だろうか。いつもいうように本書の編集の手違いとは思いたくない。その内容は君一人との関係で、君は治国、民は養身に励み、君の徳政が人々まで及び、人々は何等憂いもなく暮せるという理想を述べている。しかもこれが後々まで伝え永久につづくよう願うという治国治身の立場からつづられている。

道

①陰陽四時者、万物之終始也、死生之本也、逆之則災害生、従之則苛疾不起、是謂得道（Ⓢ四気調神大論 第2）

道という字がでてきたが、道路の道、人生の道というようなものでなく、道家の主唱する「自然の道に順応する」という事で、養生の基本でもある。

上工・中工・下工

①上工十全九、為中工十全七、下工十全六（Ⓛ小鍼解 第3）

②上工平気、中工乱脈、下工絶気危生、故曰下工不可慎也（Ⓛ根結 第5）

③上工治未病、不治已病、此之謂也（Ⓛ逆順 第55）

④上工之取気、乃救其萌芽、下工守其已成、因敗其形（Ⓛ通天 第72）

治療する者を3階級に分け、各々、90、70、60％の治療効果を挙げたものに分け、上工は治せるが、下工にかかると命も危い事をいっている。Ⓢ四気調神大論 第2にもあるように「聖人不治已病、治未病」が理想の姿でもあった。我々医療従事者もA、B、C級に分けられたらどうなるだろう。

三　　焦

①上焦如霧、中焦如漚、下焦如瀆（Ⓛ栄衛生会 第18）

漚は泡（あわ）、瀆は溝（みぞ）という事。三焦という働きをよくついている。

解　　剖

①其死可解剖而視之（Ⓛ経水 第12）

②頭之大骨、囲二尺六寸、胸囲四尺五寸、腰囲四尺二寸、以下頭、躯、四肢の計測値が並ぶ（Ⓛ骨度 第14）

③五蔵六府者、肺為之蓋、心為之主、六府者、胃為之海、広骸大頸、張胸、五穀乃容、鼻隧以長、以候大腸、唇厚、人中長、以候小腸、目下果大、其胆之横、鼻孔在外、膀胱漏泄、鼻柱中央起、三焦乃約、此所以候六府也（Ⓛ師伝 第29）

④胸腹、蔵府之郭也。膻中者、心生之宮城也。胃者、太倉也。咽喉小腸者、伝送也。胃之五竅者、閭里門戸也。廉泉玉英者、津液之道也。故五蔵六府者、各有畔界、其病各有形状（Ⓛ脹論 第35）

閭は里の門、廉泉玉英は口腔をいう。臓腑、つまり内臓諸器官をたとえているし、その作用をいっている。

⑤鼻者、肺之官也、目者、肝之官也、口唇者、脾之官也、舌者、心之官也、耳者、腎之官也（Ⓛ五閲五使 第37）

⑥明堂者、鼻也。闕者、眉間也。庭者、顔也。蕃者、頬側也。蔽者耳門也。……庭者、首面也。闕上者、咽喉也。闕中者、肺也。下極者、心也。直下者肝也、肝左胆也、下者脾也、方上者胃也、中央者大腸也、挟大腸者腎也、当腎者臍也。面王以上者、小腸也。面王以下者、膀胱子処也。顴者、肩也。顴後者、臂也。臂下部者、手也。目内眥上者、膺乳也。挟縄上面上者、背也。循牙車以下者、股也。中央者、膝也。膝以下者、脛也。当脛以下者、足也。巨分者、股裏也。巨屈者、膝臏也。此五蔵六府肢節之部也（Ⓛ五色 第49）

④～⑥は頭、殊に顔面の区分に詳しい。重複もある。筆者はかつて台湾の季家雄氏の『図説顔面診治法』（平成元年、たにぐち書店）を監訳したが、この本は顔面の分析から身体全体の診断治療を可能とするもので図があり、18版を重ねている。局所から全体を導くという「反射理論」でもある。

⑦咽喉者、水穀之道也。喉嚨者、気之所以上下者也。会厭者、音声之戸也。口唇者、音声之扇也。舌者、音声之機也。懸雍垂者、音声之関也。頏顙者、分気之所泄也。横骨者、神気所使生発舌者也（Ⓛ憂恚無言 第69）

伝　承

①刺之道…伝之後世、以血為盟、敬之者昌、慢之者亡。（Ⓛ終始 第9）

②著于竹帛、不可伝于子孫（Ⓛ病伝 第42）

③（黄帝と雷公）黄帝乃与倶入斎室、割臂歃血、黄帝親祝曰、今日正陽、歃血伝方、有敢背此言者、反受其殃。（Ⓛ禁服 第48）

竹帛とは竹と絹。『五十二病方』などがそうである。竹をまとめたものを冊、絹などの布をまるめたものを巻といい、他に木簡があるが、「北木南竹」という言葉もあり、北方では木簡、南方では竹冊が多かった事をいっている。いずれにしろ、血をすすっての盟約をしていた事になる。

医　道

①黄帝坐明堂、召雷公而問之曰、子知医之道乎（Ⓢ著至教論 第75）

医の道についての問いだが、医道ともとれるので追加しておく。

気になるフレーズ

最後に、いくつかの気になるフレーズ、すなわち、ある程度慣用的に口をついてでてくるものを撰んでみた。

①恬惔虚無、去世離俗、恬愉為務（Ⓢ上古天真論 第1）
②聖人不治已病、治未病（Ⓢ四気調神大論 第2）
③精者身之本也（Ⓢ金匱真言論 第4）
④心者、生之本（Ⓢ六節蔵象論 第9）
⑤可移精祝由而已（Ⓢ移精変気論 第10）
⑥人以天地之気生（Ⓢ宝命全形論 第25）
⑦有余者写之、不足者補之（Ⓢ瘧論 第35）
⑧水之精為志、火之精為神（Ⓢ解精微論 第81）
⑨先治其陽、而後治其陰（Ⓛ終始 第9）
⑩盛者写之、虚者飲薬以補之（Ⓛ営気 第16）
⑪火者心也、水者腎也（Ⓛ熱病 第23）
⑫人之不食、七日而死（Ⓛ平人絶穀 第32）
⑬補益脳髄（Ⓛ五癃津液別 第36）
⑭五色独決于明堂（Ⓛ五閲五使 第37）
⑮導引行気喬摩灸熨刺焫飲薬（Ⓛ病伝 第42）
⑯陰陽不測謂之神（Ⓢ天元紀大論 第66）
⑰心者、五蔵六府之大主也、心傷則神去、神去則死矣（Ⓛ邪客 第71）
⑱腸中有虫（Ⓛ論疾診尺 第74）

寄生虫の存在を知っていたらしい。『道教』の「三尸九虫」の三尸説も寄生虫の事であり、九虫とは結核の感染のようなものもやはり虫といっている。

その他

書き忘れた処を補足しておきたい。

①五星、歳星（木星）、熒惑星（火星）、鎮星（土星）、太白星（金星）、辰星（水星）、Ⓢ気交変大論 第69にまとめてでてくる。実際には、太陽より水・金・地球・火・木・土星（天王星・海王星）の順になっている。

②食養、五味にくわしく、宜食・禁食を挙げているのは、Ⓢ蔵気法時論 第22、宣明五気論 第23にまとまっている。

おわりに

『素問』『霊枢』を何回か読んでいるうちに、よく理解できない処がいくつもでてきた。考えてみたが、どうも初めから終りまで縦読みをしているからではないか。これを横読み、つまり、一度、『素問』『霊枢』を分解し、掃除して、分類してみたらどうかとかねがね思った。そして臨床部分と理論部分を分けたらどうかとも考えた。

本稿では臨床部分は鍼灸書がいくつもあるので省き、理論部分を集め集約し抽出整理したものである。しかしその暇もなく、或る学会で『素問』『霊枢』の分解を提案した事もある。しかしその後も反応なく、それでは自分で一つしてみようとおもった。それが字句、表解と今回の成句分類になった。わざと原文にしたのは、訳文にすると返えって意義が通らない事があり、不明の処は、辞書をひくなり、訳本に当っていただきたい。しかしその訳本も、Ａ書、Ｂ書ではいっている事が異なっていたりする。例えば「燔鍼」という字の訳もＡとＢ書では異なっていたりする。そこで読者はあえて原文に挑戦し自分なりの解釈をおもちになる事を推めたい。いちいち辞書をひいてその字を見出した時の一種の喜びはアナログ的手法だが重要な事と思っている。

今後、これらのものを通していわゆる『内経医学』の一更の発展を望むと共に、その底にある思想、哲学、理論にも目をむけていただきたい。

附

参考文献の意味で『漢方の臨床』に、平成28年3月まで掲載したものを挙げておきたい。

1．中国医学の源流と東西交流及び道教との関係、29巻4〜9号、1983

2．中国伝統医学の底面と側面、30巻2号、1984

3．中国医学と道教──その流れ──薬籤について、30巻12号・31巻1号、1984・1985

4．精気神とその周辺、43巻4号、1996。同補遺、43巻7号、1996

5．医道と医家、57巻11号、2010

6．古文説、今文説と五行説、58巻4号、2011

7．五行説と古典（1〜4)、58巻6〜9号、2011

8．内経の諸説綜覧（1〜3)、30巻8〜10号、2013

9．「道教医学」を理解するために、60巻11号、2013

10．『史書』から見た『内経』『神農本草経』『傷寒論』の流れ、60巻12号、2013

11．房中術とその周辺（1〜3)、61巻2号、2014

12．神農と黄帝、岐伯、61巻4号、2014

13．竹斎の症例、61巻5号、2014

14．内経の分類、61巻7号、2014

15．黄庭経（1〜2)、61巻8・9号、2014

16．太平経（1〜4)、61巻12号・62巻2〜4号、2014・2015

17．中蔵経、62巻5号、2015

18．春秋繁露（上・中・下)、62巻7〜9号、2015

19．白虎通、62巻10号、2015

20．陶弘景と『養性延命録』(1〜2)、62巻11〜12号、2015

21．道教と医学の接点、63巻2号、2016

22．道教に魅せられて、63巻3号、2016

23．黄帝内経章句索引、63巻4号、2016

24．平田篤胤の医学・道教、投稿中

第３章　分解『素問』『霊枢』

はじめに

かつて、或る鍼灸学会で「『素問』『霊枢』は論文集だと思っている。初めから縦に読んでも判っきり真意がつかめず困惑する。よって、『素問』『霊枢』をまず、理論面と実際面に大別し、各々をさらに例えば陰陽説・五行説などと組わけし、全体を分解して初めて理解できるのでぜひこの方面を提案したい」と言った事がある。しかし、その後このような作業の報告をきいていない。そこで筆者はこの仕事の端緒としてさきに「表解」「字句」等を書いておいた。この度は、『素問・霊枢』を分解し、その理論面（思想面）についてまとめてみた（図１）。

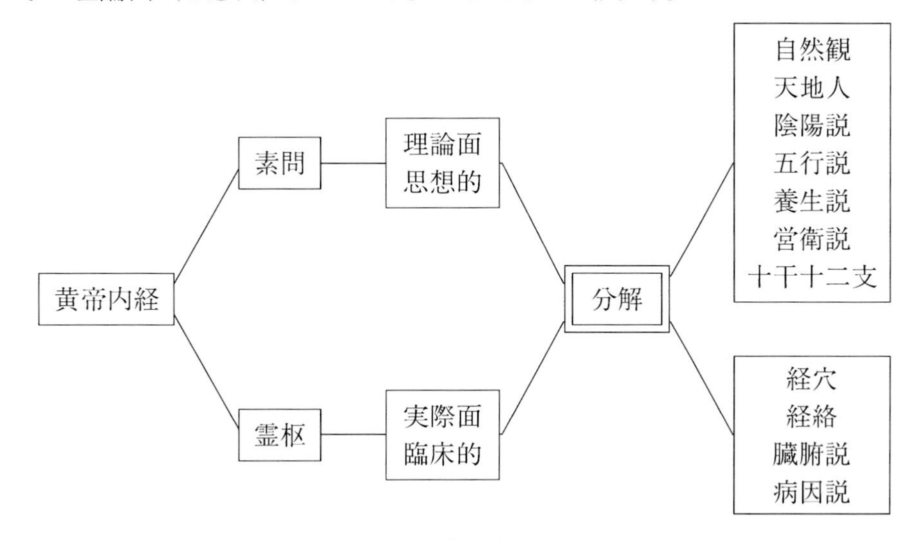

図１　黄帝内経分解

以下各項目についてみてみるが、文中Ⓢは『素問』、Ⓛは『霊枢』を指している。その分解の項は大約次の通りである。

天地人、陰陽説、五行説、養生説、四季循環説、自然観、経穴、経絡、補瀉、虚実、営衛、刺鍼。

本章では養生説までをまとめてあり、循環説、自然観は天地人、陰陽、五行説の間ででてきている。それ以後の事―臨床面は鍼灸専門書にゆずる。

なお、本文では次のように通用字を用いている。（順不同、他にあればこれにならう）

與＝与、无＝無、應＝応、澤＝沢、處＝処、樂＝楽、氣＝気、變＝変、體＝体、蟲＝虫、彘＝豚。

1. 天地人

○其気九州九竅五蔵十二節、皆通乎天気。聖人伝精神、服天気、而通神明、失之則内閉九竅、外壅肌肉、衛気散解、此謂自傷、気之削也。(Ⓢ生気通天論 第3)

○清陽為天、濁陰為地、地気上為雲、天気下為雨、雨出地気、雲出天気。天有四時五行、以生長収蔵。以生寒暑燥湿風、人有五蔵、化五気、以生喜怒悲憂恐。故気怒傷気、寒暑傷形、暴怒傷陰、暴喜傷陽。(Ⓢ陰陽応象大論 第5)

○天地者、万物之上下也、陰陽者、血気之男女也、左右者陰陽之道路也、水火者、陰陽之徴兆也、陰陽者、万物之能始也、故曰、陰在内、陽之守也、陽在外、陰之使也。(Ⓢ陰陽応象大論 第5)

○天有精、地有形、天有八紀、地有五里、故能為万物之父母。清陽上天、濁陰帰地、是故天地之動静、神明為綱紀、故能以生長収蔵、終而復始。惟賢人上配天以養頭、下象地以養足、中傍人事以養五蔵。天気通於肺、地気通於嗌、風気通於肝、雷気通於心、谷気通於脾、雨気通於腎。六経為川、腸胃為海、九竅為水注之気、以天地為之陰陽。(Ⓢ陰陽応象大論 第5)

○邪風之至、疾如風雨、故善治者治皮毛、其次治肌膚、其次治筋脈、其次治六府、其次治五蔵。治五蔵者、半死半生也。故天之邪気、感則害人五蔵、水穀之寒熱、感則害於六府、地之湿気、感則害皮肉筋脈。(Ⓢ陰陽応象大論 第5)

○天為陽、地為陰、日為陽、月為陰、大小月三百六十日成一歳、人亦応之(Ⓛ陰陽離合論 第6)

○天為陽、地為陰、日為陽、月為陰、日行一度、月行十三度、而有奇焉、故大小月三百六十五日而成歳。(Ⓛ六節蔵象論 第9)

○天以六六為節、地以九九制会、天有十日、日六竟而周甲、甲六復而終歳、三百六十日法也、夫自古通天者、生之本、本於陰陽。其気九州九竅、皆通乎天気。故其生五、其気三、三而成天、三而成地、三而成人、三而三之、合則為九、九分為九野、九野為九蔵、故形蔵四、神蔵五、合為九蔵以応之也。(Ⓢ六節蔵象論 第9)

○春勝長夏、長夏勝冬、冬勝夏、夏勝秋、秋勝春、所謂得五行之勝、各以気命其蔵。(Ⓛ六節蔵象論 第9)

○遠死而近生、生道以長。(Ⓢ移精変気論 第13)

○正月二月、天気始方、地気始発、人気在肝。三月四月、天気正方、地気定発、人気在脾。五月六月、天気盛、地気高、人気在頭。七月八月、陰気始発、人気在肺。九月十月、陰気始氷、地気始閉、人気在心。十一月十二月、氷復、地気合、人気在腎。(Ⓢ診要経絡論 第16)

○一者天、二者地、三者人、因而三之、三三者九、以応九野。故人有三部、部有三

候、以決死生、以処百病、以調虚実、而除邪疾。（Ⓢ三部九候論 第20）

○三部、有下部、有中部、有上部、部有各三候、三候者、有天有地有人也、必指而導之、乃以為真。上部天、両額之動脈、上部地、両頬之動脈、上部人、耳前之動脈。中部天、手太陰也、中部地、手陽明也、中部人、手少陰也。下部天、足厥陰也、下部地、足少陰也、下部人、是太陰也。故下部之天以候肝、地以候腎、人以候脾胃之気。亦有天、亦有地、亦有人。天以候肺、地以候胸中之気、人以候心。上部、亦有天、亦有地、亦有人、天以候頭角之気、地以候口歯之気、人以候耳目之気。三部各有天、各有地、各有人、三而成天、三而成地、三而成人、三而三之、合則為九、九分為九野、九野為九蔵、故神蔵五、形蔵四、合為九蔵。死生、必先度其形之肥痩、以調其気之虚実、実則写之、虚則補之。（Ⓢ三部九候論 第20）

○天覆地載、万物悉備、莫貴於人、人以天地之気生。天有陰陽、人有十二節、天有寒暑、人有虚実。（Ⓢ宝明全形論 第25）

○夫聖人之起度数、必応於天地、故天有宿度、地有経水、人有経脈。天地温和、則経水安静、天寒地凍、則経水凝泣、天暑地熱、則経水沸溢、卒風暴起、則経水波涌而隴起。（Ⓢ離合真邪論 第27）

○地以候地、天以候天、人以候人、調之中府、以定三部。不知三部九候、故不能久長。（Ⓢ離合真邪論 第27）

○陽者、天気也、主外、陰者、地気也、主内。陰気従足上行至頭、而下行循臂至指端、陽気従手上行至頭、而下行至足。（Ⓢ太陰陽明論 第29）

○夫一天、二地、三人、四時、五音、六律、七星、八風、九野、身形亦応之、鍼各有所宜、故曰九鍼。人皮応天、人肉応地、人脈応人、人筋応時、人声応音、人陰陽合気応律、人歯面目応星、人出入気応風、人九竅三百六十五絡応野。故一鍼皮、二鍼肉、三鍼脈、四鍼筋、五鍼骨、六鍼調陰陽、七鍼益精、八鍼除風、九鍼通九竅、除三百六十五節気、此之謂各有所主也。（Ⓢ鍼解 第54）

○人心意応八風、人気応天、人髪歯耳目五声、応五音六律、人陰陽脈血気応地、人肝目応之九、九竅三百六十五。人一以観動静天二以候五色七星応之以候髪毋沢五音一以候宮商角徴羽六律有余不足応之。二地一以候高下有余九野一節兪応之以候閉節。三人、変一分人候歯泄多血少十分角之変、五分以候緩急、六分不足、三分寒関節第九分四時人寒温燥湿四時一応之、以候相反一四方各作解。（Ⓢ鍼解 第54）

○在天為玄、在人為道、在地為化、化生五味、道生智、玄生神。神在天為風、在地為木、在天為熱、在地為火、在天為湿、在地為土。在天為燥、在地為金、在天為寒、在地為水、故在天為気、在地成形、形気相感而化生万物矣。然天地者、万物之上下也、左右者陰陽之道於也、水火者、陰陽之徴兆也、金木者、生成之終始

也。気有多少、形有盛衰、上下相召、而損益彰矣。（Ⓢ天元紀大論 第66）
○天以六為節、地以五為制、上以治民、下以治身、使百姓昭著。上下和親、徳沢下流、子孫無憂、伝之後世、無有終時。（Ⓢ天元紀大論 第66）
○天枢之上、天気主之、天枢之下、地気主之、気交之分、人気従之、万物由之。（Ⓢ六微旨大論 第68）
○升已而降、降者謂天。降已而升、升有謂地。天気下降、気流于地、地気上升、気騰于天、故高下相召。（Ⓢ六微旨大論 第68）
○上知天文、下知地理、中知人事、可以長久。（Ⓢ気交変大論 第69）
○天不足西北、左寒而右涼、地不満東南、右熱而左温、陰陽之気、高下之理、太少之異也。東南方陽也、陽者其精降於下、故右熱而左温。西北方、陰也、陰者其精奉於上、故左寒而右涼。是以地有高下、気有温涼、高者気寒、下者気熱。（Ⓢ五常政大論 第70）
○本乎天者、天之気也、本乎地者、地之気也、天地合気。（Ⓢ至真要大論 第74）
○上知天文、下知地理、中知人事、可以長久。（Ⓢ著至教論 第75）
○天地相感、寒暖相移、陰陽之道、孰少孰多、陰道偶、陽道奇、発于春夏、陰気少、陽気多、陰陽不調。（Ⓛ根結 第5）
○天之在我者徳也、地之在我者気也。徳流気薄而生者也。（Ⓛ本神 第8）
○内有五蔵、以応五音五色五時五味五位也。外有六府、以応六律。六律建陰陽諸経、而合之十二月十二辰十二節十二経水十二経脈者、此蔵六府之所以応天道。（Ⓛ経別 第11）
○夫人生于天地之間、六合之内、此天之高、地之広也、非人力所能度量而至也。（Ⓛ経水 第12）
○天為陽、地為陰、腰以上為天、腰以下為地、人与天地相参也。（Ⓛ経水 第12）
○上以治民、下以治身、使百姓無病、上下和親、徳沢下流、子孫無憂、伝于後世。（Ⓛ師伝 第29）
○聖人之為道者、上合于天、下合于地、中合于人事、必有明法。（Ⓛ逆順肥痩 第38）
○腰以上為天、腰以下為地、故天為陽、地為陰。故足之十二経脈以応十二月、月生于水、故在下者為陰、手之十指、以応十日。日主火、故在上者為陽。（Ⓛ陰陽繋日月 第41）
○知其合于気道人事四時之変也。夫治国亦然。（Ⓛ外揣 第45）
○天地之間、六合之内、不離于五、人亦応之、故五五二十五人之政。（Ⓛ陰陽二十五人 第64）
○天円地方、人頭円足方、以応之。天有日月、人有両目、地有九州、人有九竅。天有風雨、人有喜怒。天有雷電、人有音声。天有四時、人有四肢。天有五音、人有五蔵。天有六律、人有六府。天有冬夏、人有寒熱。天有十日、人有手十指。辰有十二、人有足十指、茎垂以応之、女子不足十二節、以抱人形。天有陰陽、人有夫妻。歳有三百六十五日、人有三百六十節。地有高山、人有肩膝。地有深谷、人有腋膕。地有十二経水、人有十二経脈。地有泉脈、人有衛気。地有草蓂、人有毫毛。天有昼夜、人有起臥。天有列星、人有牙歯。地有小山、人有小節。地有山石、人有高骨。地有林木、人有募筋。地有聚邑、人有䐃肉。歳有十二月、人有十二節。地有四時不生草、凡有無子。此人与天地相応者也。(Ⓛ邪客 第71)

○一以法天、二以法地、三以法人、四以法時、五以法音、六以法律、七以法星、八以法風、九以法野。(Ⓛ九鍼論 第78)

○人与天地相参也、与日月相応也。(Ⓛ歳露論 第79)

○天宿失度、日月薄蝕、地経失紀、水道流溢、草萓不成、五穀不殖、径路不通、民不往来、巷聚邑居、則別離異処、血気猶然。(Ⓛ癰疽 第81)

2. 陰陽

○陰陽離決、精気乃絶。(Ⓛ生気通天論 第3)

○陰中有陰、陽中有陽、平旦至日中、天之陽、陽中之陽也、日中至黄昏、天之陽、陽中之陰也、合夜至鶏鳴、天之陰、陰中之陰也、鶏鳴至平旦、天之陰、陰中之陽也。故人亦応之。夫言人之陰陽、則外為陽、内為陰、言人身之陰陽、則背為陽、腹為陰。言人身之蔵府中陰陽、則蔵者為陰、府者為陽。肝心脾肺腎五蔵、皆為陰、胆胃大腸小腸膀胱三焦六府、皆為陽。冬病在陰、夏病在陽、春病在陰、秋病在陽。故背為陽、陽中之陽。心也、背為陽。陽中之陰、肺也。肺為陰、陰中之陰、腎也、腹為陰、陰中之陽、肝也、腹為陰、陰中之至陰、脾也。此皆陰陽表裏内外雌雄相輸応也。故以応天之陰陽也。(Ⓢ金匱真言論 第4)

○陰陽者、天地之道也、万物之綱紀、変化之父母、生殺之本始、神明之府也、治病必求於本。故積陽為天、積陰為地。故清陽為天、濁陰為地、地気上為雲、天気下為雨、雨出地気雲出天気。(Ⓢ陰陽応象大論 第5)

○水為陰、火為陽、陽為気、陰為味、味帰形、味帰気、形帰気、気帰精、精帰化、精食気、形食味、化生精、気生形、味傷形、気傷精、精化為気、気傷於味。
陰味出下竅、陽気出上竅、味厚者為陰、薄為陰之陽、気厚者為陽、薄為陽之陰。味厚則泄、薄則通。辛甘発散為陽、酸苦涌泄為陰。(Ⓢ陰陽応象大論 第5)

○喜怒傷気、寒暑傷形、暴怒傷陰、暴喜傷陽。天地者万物之上下也、陰陽者、血気之男女也、左右者、陰陽之道路也、水火者陰陽之徴生也、陰陽者万物之能始也。(Ⓢ陰陽応象大論 第5)

○天為陽、血為陰、日為陽、月為陰、大小月三百六十日成一歳、人亦応之。(Ⓢ陰

陽離合論 第6）

○足太陽与少陰為表裏、少陽与厥陰為表裏、陽明与太陰為表裏、是為足陰陽也。手太陽与少陰為表裏、少陽与心包主為表裏、陽明与太陰為表裏、是為手之陰陽也。（Ⓢ血気形志 第24）

○陽者天気也、主外、陰者地気也、主内。故陽道実、陰道虚。陰気従足上行頭、而下行循臂至指端、陽気従手手上行至頭、而下行至足。（Ⓢ太陰陽明論 第29）

○辛甘発散為陽、酸苦涌泄為陰、鹹味涌泄為陰、淡味滲泄為陽。（Ⓢ至真要大論 第74）

○脳者陰也。（Ⓢ解精微論 第81）

○天地相感、寒暖相移、陰陽之道、孰少孰多、陰道偶、陽道奇、発于春夏、陰気少、陽気多、陰陽不調。発于秋冬、陽気少、陰気多、陰気盛而陽気衰、故茎葉枯槁、湿雨下帰、陰陽相移。（Ⓛ根結 第5）

○陰者主蔵、陽者主府、五蔵為陰、六府為陽。（Ⓛ終始 第9）

○病痛者、陰也、痛而手按之不得者、陰也、深刺之。病在上者、陽也、病在下者、陰也。癢者、陽也、浅刺之。（Ⓛ終始 第9）

○天為陽、地為陰、腰以上為天、腰以下為地。故海以北者為陰、湖以北者為陰中之陰、漳以南為陽、河以北至漳者為陽中之陰、漯以南至江者為陽中之太陽、此一隅之陰陽也、所以人与天地相参也。（Ⓛ経水 第12）

○清気在陰、濁気在陽、営気順脈、衛気逆行、清濁相干、乱于胸中、是謂大悗。（Ⓛ五乱 第34）

○陰為蔵、陽為府。（Ⓛ脹論 第35）

○腰以上者為陽、腰以下者為陰。其於五蔵也、心為陽中之太陽、肺為陰中之少陰、肝為陰中之少陽、脾為陰中之至陰、腎為陰中之太陰。（Ⓛ陰陽繫月 第41）

3. 四時、四季

○春三月、此謂発陳、天地倶生、万物以栄、夜臥早起、此春気之応養生道也。逆之則傷肝。夏三月、此謂蕃秀、天地気交、万物華実、夜臥早起、無厭於日、此夏気之応養長之道也。逆之則傷心。秋三月、此謂容平、天気以急、地気以明、早臥早起、此秋気之応養収之道也、逆之則傷肺。冬三月、此謂閉蔵、水氷地坼、無擾乎陽、早臥早起、必待日光、此冬気之応養蔵之道也、逆則傷腎。（Ⓢ四気調神大論 第2）

○陰陽四時者、万物之終始也、死生之本也、逆之則災害生、従之則苛疾不起、是謂得道。聖人行之、愚者佩之、従陰陽則生、逆之則死。（Ⓛ四気調神大論 第2）

○四時之勝者、春勝長夏、長夏勝冬、冬勝夏、夏勝秋、秋勝春、所謂四時之勝也。

東風生於春、病在肝兪、在頸項。南風生於夏、病在心兪、在胸脇。西風生於秋、病在肺兪、在肩背。北風生於冬、病在腎兪、在腰股。中央為土、病在脾兪、在脊。故春気者病在頭、夏気者病在蔵、秋気者病在肩背、冬気者病在四支。夫精者身之本也。故蔵於精者春不病温、夏暑汗不出者、秋成風瘧。此平人脈法也。（Ⓢ金匱真言論 第4）

○東方青色、入通於肝、開竅於目、蔵精於肝、其病発驚駭、其味酸、其類草木、其蓄鶏、其穀麦、其応四時、上為歳星、是以春気在頭也、其音角、其数八、是以知病之在筋也、其臭臊。南方赤色、入通於心、開竅於耳、蔵精於心、故病在五蔵。其味苦、其類火、其蓄羊、其穀黍、其応四時、上為熒惑星、是以知病之在脈也、其音徴、其数七、其臭焦。中央黄色、入通於脾、開竅於口、蔵精於脾、故病在舌本、其味甘、其類土、其畜牛、其穀稷、其応四時、上為鎮星、是以知病之在肉也、其音宮、其数五、其臭香。西方白色、入通於肺、開竅於鼻、蔵精於肺、故病在背、其味辛、其類金、其畜馬、其穀稲、其応四時、上為太白星、是以知病之在皮毛也、其音商、其数九、其臭腥。北方黒色、入通於腎、開竅於二陰、蔵精於腎、故病在谿、其味鹹、其類水、其蓄彘（豚）、其穀豆、其応四時、上為辰星、是以知病之在骨也、其音羽、其数六、其臭腐。（Ⓢ金匱真言論 第4）

○東方生風、風生木、木生酸、酸生肝、肝生筋、筋生心、肝主目。其在天為玄、在内為道、在地為化。化生五味、道生智、玄生神、神在天為風、在地為木、在体為筋、在蔵為肝、在色為蒼、在音為角、在声為呼、在変動為握、在竅為目、在味為酸、在志為怒。怒傷肝、悲勝怒、風傷筋、燥勝風、酸傷筋、辛勝酸。南方生熱、熱生火、火生苦、苦生心、心生血、血生脾、心主舌。其在天為熱、在地為火、在体為脈、在蔵為心、在色為赤、在音為徴、在声為笑、在変動為憂、在竅為舌、在味為苦、在志為喜。喜傷心、恐勝喜、熱傷気、寒勝熱、苦傷気、鹹勝苦。中央生湿、湿生土、土生甘、甘生脾、脾生肉、肉生肺、脾主口。其在天為湿、在地為土、在体為肉、在蔵為脾、在色為黄、在音為宮、在声為歌、在変動為噦、在竅為口、在味為甘、在志為思、思傷脾、怒勝思、湿勝肉、風傷湿、甘傷肉、酸勝甘。西方生燥、燥生金、金生辛、辛生肺、肺生皮毛、皮毛生腎、肺主鼻。其在天為燥、在地為金、在体為皮毛、在蔵為肺、在色為白、在音為商、在声為哭、在変動為欬、在竅為鼻、在味為辛、在志為憂。憂傷肺、喜勝憂、熱傷皮毛、寒勝熱、辛傷皮毛、苦勝辛。北方生寒、寒生水、水生鹹、鹹生腎、腎生骨髄、髄生肝、腎主耳。其在天為寒、在地為水、在体為骨、在蔵為腎、在色為黒、在音為羽、在声為呻、在変動為慄、在竅為耳、在味為鹹、在志為恐。恐傷腎、思勝恐、寒傷血、燥勝寒、鹹傷血、甘勝鹹。故曰、天地者、万物之上下也、陰陽者、血気之男女也、左右者、陰陽之道路也、水火者、陰陽之徴兆也、陰陽者、万物之能始也。故曰、

陰在内、陽之守也、陽在外、陰之使也。（Ⓢ陰陽応象大論 第5）

○聖人南面而立。（Ⓢ陰陽離合論 第6）

○春勝長夏、長夏勝冬、冬勝夏、夏勝秋、秋勝春、所謂得五行時之勝、冬以気命其蔵。（Ⓢ六節歳象論 第9）

○東方之域、天地之所始生也、魚塩之地、海浜傍水、其民食魚而嗜鹹、皆安其処、美其食、魚者使人熱中、塩者勝血、故其民皆黒色疏理、其病皆為癰瘍、其治宜砭石、故砭石者、亦従東方来。

西方者、金玉之域、沙石之処、天地之所収引也、其民陵居而多風、水上剛強、其民不衣而褐薦、其民華食而脂肥、故邪不能傷其形体、其病生於内、其治宜毒薬、故毒薬者、亦従西方来。

北方者、天地所閉蔵之域也、其地高陵居、風寒氷冽、其民楽野処而乳食、蔵寒生満病、其治宜灸焫、故灸焫者、亦従北方来。

南方者、天地所長養、陽之所盛処也、其地下、水土弱、霧露之所聚也、其民嗜酸而食胕、故其民皆緻理而赤色、其病攣痺、其治宜微鍼、故九鍼者、亦従南方来。

中央者、其地平以湿、天地所以生万物也衆、其民食雑而不労、故其病多痿厥寒熱、其治宜導引按蹻、故導引按蹻者、亦従中央出也。（Ⓢ異法方宜論 第12）

○春脈者肝也、東方木也、万物之所以始生也、故其気来、耎弱軽虚而滑、端直以長、故曰弦。

夏脈者心也、南方火也、万物之所以盛長也、故其気来盛去衰、故曰鈎。

秋脈者肺也、西方金也、万物之所以収成也、故其気来、軽虚以浮、来急去散、故曰浮。

冬脈者腎也、北方水也、万物之所以合蔵也、故其気来、沈以搏、故曰営。（Ⓢ玉機真蔵論 第19）

○病在肝、愈於夏、夏不愈、甚於秋、秋不死、持於冬、起於春、禁当風。

病在心、愈在長夏、長夏不愈、甚於冬、冬不死、持於春、起於夏、禁温食熱衣。

病在脾、愈在秋、秋不愈、甚於春、春不死、持於夏、起於長夏、禁温食飽食湿地濡衣。

病在肺、愈在冬、冬不愈、甚於夏、夏不死、持於長夏、起於秋、禁寒飲食寒衣。

病在腎、愈在春、春不愈、甚於長夏、長夏不死、持於秋、起於冬、禁犯焠㶼熱食温灸衣。（Ⓢ『素問』蔵気法時論 第22）

○春亟治経絡、夏亟治経兪、秋亟治六府、冬則閉塞。閉塞者、用薬而少鍼石也。（Ⓢ通評虚実論 第28）

○春気在経脈、夏気在孫絡、長夏気在肌肉、秋気在皮膚、冬気在骨髄中。（Ⓢ四時逆従論 第64）

○病伝者、心病先心痛、三日不已、死、冬夜半、夏日中。肺病喘欬、十日不已、死、冬日入、夏日出。肝病頭目眩脇支満、三日不已、死、冬日入、夏早食。脾病身病体重、十日不已、死、冬人定、夏晏食。腎病少腹腰脊痛䯒痠、三日不已、死、冬大晨、夏晏晡。胃病脹満、六日不已、死、冬夜半後、夏日昳。膀胱病小便閉、二日不已、死、冬鶏鳴、夏下晡。諸病以次是相伝、如是者、皆有死期、不可刺。間一蔵止、乃至三四蔵者、乃可刺也。（Ⓢ標本病伝論　第65）

○東方生風、風生木、木生酸、酸生肝、肝生筋、筋生心、其在天為玄、在人為道、在地為化、化生五味、道生智、玄生神、化生気、神在天為風、在地為木、在体為筋、在気為柔、在蔵為肝。其性為暄、其徳為和、其用為動、其色為蒼、其化為栄、其虫毛、其政為散、其令宣発、其変摧拉、其眚為隕、其味為酸、其志為怒、怒傷肝、悲勝怒、風傷寒、燥勝風、酸傷筋、辛勝酸。

南方生熱、熱生火、火生苦、苦生心、心生血、血生脾。其在天為熱、在地為火、在体為脈、在気為息、在蔵為心。其性為暑、其徳為顕、其用為躁、其色為赤、其化為茂、其虫羽。其政為明、其令鬱蒸、其変炎爍、其眚燔焫、其味為苦、其志為喜、喜勝心、恐勝喜、熱傷気、寒勝熱、苦傷気、鹹勝苦。

中央生湿、湿生土、土生甘、甘生脾、脾生肉、肉生肺。其在天為湿、在地為土、在体為肉、在気為充、在蔵為脾。其性静兼、其徳為濡、其用為化、其色為黄、其化為盈、其虫倮。其政為謐、其令雲雨、其変動注、其眚淫潰、其味為甘、其志為思。思傷脾、怒勝思、湿傷湿、甘傷脾、酸勝甘。

西方生燥、燥生金、金生辛、辛生肺、肺生皮毛、皮毛生腎。其在天為燥、在地為金、在体為皮毛、在気為成、在蔵為肺、其性為涼、其徳為清、其用為固、其色為白、其化為斂、其虫介、其令霧露、其變粛殺、其眚蒼落、其味為辛、其志為憂。憂傷肺、喜勝憂、熱傷皮毛、寒勝熱、辛傷皮毛、苦勝辛。

北方生寒、寒生水、水生鹹、鹹生腎、腎生骨髄、髄生肝、其在天為寒、在地為水、在体為骨、在気為堅、在蔵為腎、其性為凛、其徳為寒、其用為、其色為黒、其化為粛、有虫鱗、其政為静、其令霰雪、其変凝冽、其眚氷雹、其味鹹、其志為恐。恐傷腎、思勝恐、寒傷血、燥勝寒、鹹傷血、甘勝鹹。（Ⓢ五運行大論　第67）

○春気在毛、夏気在皮膚、秋気在分肉、冬気在筋骨。（Ⓛ終始　第9）

○海有東西南北。髄・血・気・水穀之海。命曰四海。（Ⓛ海論　第33）

○穀麦、畜羊、果杏。手少陰蔵心、色赤、味苦、時夏。穀大豆、畜豚、果栗。足少陰蔵腎、色黒、味鹹、時冬。穀稷、畜牛、果棗。足太陰蔵脾、色黄、味甘、時季夏。穀黍、畜鶏、果桃。手太陰蔵肺、色白、味辛、時秋。穀麻、畜犬、果李、足厥陰蔵肝、色青、味酸、時春。（Ⓛ五音五味　第65）

4. 五行・臓腑

○目盲不可以視、耳閉不可以聴。(Ⓢ生気通天 第3)

○心者、君主之官也、神明出焉。肺者、相伝之官、治節出焉。肝者、将軍之官、決断出焉。胆者、中正之官、決断出焉。膻中者、臣使之官、喜楽出焉。脾胃者、倉廩之官、五味出焉。大腸者、伝道之官、変化出焉。小腸者、受盛之官、化物出焉。腎者、作強之官、伎巧出焉。三焦者、決瀆之官、水道出焉。膀胱者、州都之官、津液蔵焉。気化則能出矣。此十二官、不得相失也。故主明則下安、此以養生則寿、歿生不殆、以為天下則大昌。主不明十二官危、使道閉塞而不通、形乃大傷、以此養生則殃、以為天下者、其宗大危、戒之戒之。(Ⓢ霊蘭秘典論 第8)

○心者生之本、神之変也、其華在面、其充在血脈、為陽中之太陽、通於夏気。肺者、気之本、魄之処也、其華在毛、其充在皮、為陽中之太陰、通於秋気。腎者、主蟄封蔵之本、精之処也、其華在髪、其充在骨、為陰中之少陰、通於冬気。肝者、罷極之本、魂之居也、其華在爪、其充在筋、以生血気、其味酸、其色蒼。此為陽中之少陽、通於春気。脾胃大腸小腸三焦膀胱者、倉廩之本、営之居也、名曰器、能化糟粕、転味而入出者也、其華在唇四白、其充在脈、其味甘、其色黄、此至陰之類通於土気。凡十一蔵取決於胆也。(Ⓛ六節蔵象論 第9)

○心之合脈也、其栄色也、其主腎也。肺之合皮也、其栄毛也、其主心也。肝之合筋也、其栄爪也、其主肺也。脾之合肉也、其栄唇也、其主肝也。腎之合骨也、其栄髪也、其主脾也。(Ⓢ五蔵生成 第10)

○諸脈者皆属於目、諸髄者皆属於脳、諸筋者皆属節、諸血皆属於心、諸気者皆属肺、此四支八谿之朝夕也。故人臥、血帰於肝、肝受血而能視、足受血而能歩、掌受血而能握、指受血而能摂。臥出而風吹之、血凝於膚者為痺、凝於脈者為泣、凝於足者為厥。此三者、血行而不得反其空、故為痺厥也、人有大谷十二分、小谿三百五十四名、少十二兪、此皆衛気之所留止、邪気之所客也、鍼石縁而去之。(Ⓢ五蔵生成論 第10)

○脳髄骨脈胆女子胞、此六者地気之所生也、皆蔵於陰而象於地、故蔵而不写、名曰奇恒之府。夫胃大腸小腸三焦膀胱、此五者、天気之所生也。其気象天故写而不蔵、比気受五蔵濁気、名曰伝化之府、比不能久留輸写者也。五蔵者、蔵精気而不写也。故満而不能実。六府者、伝化物而不蔵、故写而不能満也。水穀入口、則胃実而腸虚、食下、則腸実而胃虚、故曰、実而不満、満而不実也。(Ⓢ五蔵別論 第11)

○五行者、金木水火土也。(Ⓢ蔵気法時論 第22)

○肝色青、宜食甘、粳米牛肉棗葵皆甘。心色赤、宜食酸、小豆犬肉李韮皆酸。脾色黄、宜食鹹、大豆豕肉栗藿皆鹹。肺色白、宜食苦、麦羊肉杏薤皆苦。腎色黒、宜食辛、黄黍鶏肉桃葱皆辛。辛散、酸収、甘緩、苦堅、鹹耎。毒薬攻邪、五穀為養、五果為助、五蓄為益、五菜為充、気味合而服之、以補精益気。此五者、有辛酸甘苦鹹、各有所利、或散或収、或緩或急、或堅或耎、四時五蔵、病随五味所宜也。（Ⓛ蔵気法時論　第22）

○五味所入、酸入肝、辛入肺、苦入心、鹹入腎、甘入脾、是謂五入。

五気所病、心為噫、肺為欬、肝為語、脾為呑、腎為欠為嚏、胃為気逆為噦為恐、大腸小腸為泄、下焦溢為水、膀胱不利為癃、不約為遺溺、胆為怒、是謂五病。

五精所幷、精気幷於心則喜、幷於肺則悲、幷於肝則憂、幷於脾則畏、幷於腎則恐、是謂五幷、虚而相幷者也。

五蔵所悪、心悪熱、肺悪寒、肝悪風、脾悪湿、腎悪燥、是謂五悪。

五蔵化液、心為汗、肺為涕、肝為涙、脾為涎、腎為唾、是謂五液。

五味所禁、辛走気、気病無多食辛。鹹走血、血病無多食鹹。苦走骨、骨病無多食苦。甘走肉、肉病無多食甘。酸走筋、筋病無多食酸、是謂五禁、無令多食。

五病所発、陰病発於骨、陽病発於血、陰病発於肉、陽病発於冬、陰病発於夏、是謂五発。

五邪所乱、邪入於陽則狂、邪入於陰則痺、搏陽則為巓疾、搏陰則為瘖、陽入陰則静、陰出之陽則怒、是謂五乱。

五邪所見、春得秋脈、夏得冬脈、長夏得春脈、秋得夏脈、冬得長夏脈、名曰陰出之陽、病善怒不治、是謂五邪、皆同命、死不治。

五蔵所蔵、心蔵神、肺蔵魄、肝蔵魂、脾蔵意、腎蔵志、是謂五蔵所蔵。

五蔵所主、心主脈、肺主皮、肝主筋、脾主肉、腎主骨、是謂五主。

五労所傷、久視傷血、久臥傷気、久坐傷肉、久立傷骨、久行傷筋、是謂五労所傷。

五脈応象、肝脈絃、心脈鈎、脾脈代、肺脈毛、腎脈石、是謂五蔵之脈。（Ⓢ宣明五気　第23）

○太陽常多血少気、少陽常少血多気、陽明常多気多血、少陰常少血多気、厥陰常多血少気、太陽常多気少気、此人之常数。足太陽手少陰為表裏、少陽手厥陰為表裏、陽明与太陰為表裏、是為足陰陽也。手太陽手少陰為表裏、少陽与厥陰主表裏。陽明与太陰為表裏、是手之陰陽也。今知手足陰陽所苦、凡治病必先去其血、乃去其所苦、伺之所欲、然後写有余、補不足。（Ⓢ血気形志　第24）〔Ⓛ九鍼論　第78にほぼ同文あり〕

○視其五色、黄赤為熱、白為寒、青黒為痛。（Ⓢ挙痛論　第39）

○以春甲乙傷於風者為肝風、以憂丙丁傷風為心風、以季夏戊己傷於邪者為脾風、以秋庚辛中於邪者為秋風、以冬壬癸中於邪者為腎風。風中五蔵六府之兪亦為蔵府之風、各入其門戸所中、則為偏風。故風者、百病之長也。

肺風之状、多汗悪風、色皏然白時欬短気昼日則差、暮則甚、診在眉上、其色白。心風之状、多汗悪風、焦絶善怒嚇赤色、病甚則言不可快、診在口、其色赤。肝風之状、多汗悪風、善悲色微蒼、嗌乾善怒、時憎女子、診在目下、其色青。脾風之状、多汗悪風、身体怠堕、四支不欲動、色薄微黄、不嗜食、診在鼻上、其色黄。腎風之状、多汗悪風、面痝然浮腫、脊痛不能正立、其色炱、隠曲不利、診在肌上、其色黒。胃風之状、頸多汗悪風、食飲不下、鬲塞不通、腹善満、失衣則䐜脹、食寒則泄、診形痩而腹大。首風之状頭面多汗悪風当先風一日則病甚頭痛不可、以出内至其風日、則病少愈。漏風之状、或多汗、常不可単衣食則汗出、甚則身汗喘息悪風、衣常濡、口乾善渇、不能労事。泄風之状、多汗汗出泄衣上、口中乾上漬、其風不能労事、身体尽痛則寒。（Ⓢ風論　第 42）

○肺主身之皮毛、心主身之血脈、肝主身之筋膜、脾主身之肌肉、腎主身之骨髄。（Ⓢ痿論　第 44）

○肺痺者、煩満喘而嘔。心痺者、脈不通煩則心下鼓暴上気而喘嗌乾善噫、厥気上則恐。肝痺者、夜臥則驚、多飲数小便、上為引如懐。腎痺者、善脹、尻以代踵、脊以代頭。脾痺者、四支解堕、発欬嘔汁、上為大塞。腸痺者、数飲而出不得、中気喘争、時発飧泄。胞痺者、少腹膀胱、按之内痛、若沃以湯、渋於小便、上為清涕。（Ⓢ痺論　第 43）

○肺主身之皮毛、心主身之血脈、肝主身之筋膜、脾主身之肌肉、腎主身之骨髄。（Ⓢ痿論　第 44）

○人有精気津液、四支九竅、五蔵十六部、三百六十五節、乃生百病、百病之生、皆有虚実、皆出於五蔵也。心蔵神、肺蔵気、肝蔵血、脾蔵肉、腎蔵志、而此成形、志意通内連骨髄、而成身形五蔵、五蔵之道、皆出於経隧以行血気、血気不和、百病乃変化而生、是故守経隧焉。（Ⓢ調経論　第 62）

○五蔵者、故得六府与為表裏、経絡支節、各生虚実、其病所居、随而調之。病在脈、調之血。病在血、調之絡。病在気調之衛。病在肉、調之分肉。病在筋、調之筋。病在骨、調之骨。（Ⓢ調経論　第 62）

○金木水火土運行之数、寒暑燥湿風火臨御之化、則天道可見、民気可調、陰陽巻舒、近而無惑、数之可数者、請遂言之。（Ⓢ六元紀大論　第 71）

○辛甘発散為陽、酸苦涌泄為陰、鹹味涌泄為陰、淡味滲泄為陽。（Ⓢ至真要大論　第 74）

○夫心者、五蔵之専精也、目者、其竅也、華色者、其栄也、是以人有徳也、則気和於目、有亡、憂知於色。是以悲哀則泣下、泣下水所由生。水宗者、積水也、積水者、至陰也、至陰者、腎之精也。夫水之精為志、火之精為神、水火相感、神志倶

悲、是以目之水生也。（Ⓢ解精微論　第81）

○心怵惕思慮、則傷神、神傷則恐懼自失、破䐃脱肉、毛悴色夭、死于冬。脾愁憂而不解、則傷意、意傷則悗乱、四肢不挙、毛悴色夭、死於春。肝悲哀動中、則傷魂、魂傷則狂忘不精。不精則不正、当人陰縮而攣筋、両脇骨不挙、毛悴色夭、死于秋。肺喜楽無極、則傷魄、魄傷則狂、狂者意不存人、皮革焦、毛悴色夭、死于夏。腎盛怒而不止、則傷志、志傷則喜忘、其前言腰脊不可以俛仰屈伸、毛悴色夭、死于季夏。恐懼而不解、則傷精、精傷則骨痠痿厥、精時自下、是故五蔵、主蔵精者也。不可傷、傷則失守而陰虚、陰虚則無気、無気則死矣。是故用鍼者、察観病人之態、以知精神魂魄之存亡。（Ⓛ本神　第８）

○肝蔵血、血舎魂、肝気虚則恐、実則怒、脾蔵営、営舎意、脾気虚則四支不用、五蔵不安、実則腹脹経溲、不利、心臓脈、脈舎神、心気虚則悲、実則笑不休。肺蔵気、気舎魄、肺気虚則鼻塞不利少気、実則喘喝胸盈仰息。腎蔵神、精舎志、腎気虚則厥、実則脹、五蔵不安、必察五蔵之病形、以知其気之虚実、謹而調之也。（Ⓛ本神　第８）

○陰者主蔵、陽者主府、陽受気于四末、陰受気于五蔵、故写者迎之、補者随之、知迎知随、気可令和。和気之方、必通陰陽、五蔵為陰、六府為陽、伝之後世、以血為盟、敬之者昌、慢之者亡、無道行私、必得天殃。（Ⓛ終始　第９）

○内有五蔵、以応五音五色五時五味五位也。外者六府、以応六律。六律建陰陽諸経、而合十二月十二辰十二節十二経水十二時十二経脈者、此五蔵六府之所以応天道。（Ⓛ経別　第11）

○経脈十二者、外合于十二経水、而内属于五蔵六府。五蔵者、合神気魂魄而蔵之、六府者、受穀而行之、受気而揚之、経脈者、受血而営之。（Ⓛ経水　第12）

○肺気通于鼻、肺和則鼻能知臭香矣、心気通于舌、心和則舌能知五味矣。肝気通目、肝和則目能弁五色矣。脾気通于口、脾和則口能知五穀矣。腎気通于耳、腎和則耳能聞五音矣。五蔵不和、則七竅不通、六気不和、則留為癰。（Ⓛ脈度　第17）

○人受気于穀、穀入于胃、以伝与肺。五蔵六府、皆以受気、其清者為営、濁者為衛、営在脈中、衛在脈外、営周不休、五十而復大会、陰陽相貫、如環無端。営出于中焦、衛出于下焦。営衛者、精気也、血者、神気也、故血之与気、異名同類焉。（Ⓛ営衛　第18）

○火者心也、水者腎也、木者肝也、金者肺也、水者腎也。（Ⓛ熱病　第23）

○心者、五蔵六府之主也、目者、宗脈之所聚也、上液之道也。口鼻者、気之門戸也、故悲哀愁憂則心動、心動則五蔵六府皆揺。揺則宗脈感、宗脈感則液道開、液道開、故泣涕出焉液者、所以灌精濡空竅者也。故上液之道開、則泣、泣不止則液竭、液竭則精不灌、精不灌則目無所見矣。故命曰奪精、補天柱経侠頸。（Ⓛ口

問 第28)
○耳者、宗脈之所聚也。(Ⓛ口問 第28)
○五蔵六府者、肺為之蓋。五蔵六府、心為之主、六府者、胃為之海、広骸大頸張胸、五穀乃容、鼻隧以長、以候大腸。唇厚、人中長、以候小腸。目下果大、其胆乃横。鼻孔存外。膀胱漏泄。鼻柱中央起、三焦乃約、此所以候六府者也。上下三等、蔵安且良矣。(Ⓛ師伝 第29)
○胸腹、蔵府之郭也、膻中者、心主之宮城也。胃者、大倉也、咽喉、小腸者、伝送也。胃之五竅者、閭里門戸也。廉泉玉英者、津液之道也、故五蔵六府者、各有畔界、其病各有形状。営気循脈、衛気逆為脈脹、衛気並脈循分為膚脹。
肝脹者、脇下満而痛引小腹。脾脹者、善噦、四肢煩悗、体重不能勝衣、臥不安。腎脹者、腹満引背、央央然腰髀痛。六府脹、胃脹者、腹満、胃脘痛、鼻聞焦臭、妨于食、大便難。大腸脹者、腸鳴而痛濯濯、冬日重感于寒、則飱泄不化。小腸脹者、少腹䐜脹、引腰而痛。膀胱脹者、少腹満而気癃。三焦脹者、気満于皮膚中、軽軽然而不堅。胆脹者、脇下痛脹、口中苦、善太息。凡此諸脹者、其道在一、明知逆順、鍼数不失、写虚補実。(Ⓛ脹論 第35)
○水穀皆入于口、其味有五、各注其海、津液各走其道。故三焦出気、以温肌肉、充皮膚、為其津、其流而不行者為液。五蔵六府、心為之主、耳為之聴。目為之候。肺為之相、肝為之将、脾為之衛、腎為之主外。故五蔵六府之津液、尽上滲于目、心悲気并、則心系急、心系急則肺挙、肺挙則液上溢。夫心系与肺、不能常挙、乍上乍下、故欬而泣出矣。(Ⓛ五癃津液別論 第36)
○五気者、五蔵之使也、五時之副也。五官者、五蔵之閲也。脈出于気口、色見于明堂、五色更出、以応五時、各如其常経気入蔵、必当治裏。五色独決于明堂乎。五官已弁。闕庭必張。乃立明堂、明堂広大、蕃蔽見外、方壁高基、引垂居外、五色乃治。平博広大、寿中百歳。
鼻者、肺之官也。目者、肝之官也。口唇者、脾之官也。舌者、心之官也。耳者、腎之官也。候五蔵、肺病者、喘息鼻張。肝病者、眥青。脾病者、唇黄。心病者、舌巻短、顴赤。腎病者、顴与顔黒。(Ⓛ五閲五使 第37)
○衝脈者、五蔵六府之海也。(Ⓛ逆順肥痩 第38)
○五蔵者、所以蔵精神血気魂魄也。六府者、所以化水穀而行津液者也。(Ⓛ本蔵 第47)
○心小則安、邪弗能傷、易傷以憂、心大則憂不能傷、易傷于邪。肺小則少飲、不病喘喝、肺大則多飲、善病胸痺喉痺逆気。肝小則蔵安、無脇下之病。肝大則逼胃迫咽、迫咽則苦膈中、且脇下痛。脾小則蔵安、難傷于邪也、脾大則苦湊䏚而痛、不能疾行。腎小則蔵安難傷、腎大則善病腰病、不可以俛仰、易傷以邪。(Ⓛ本蔵 第47)
○五色独決于明堂。明堂者、鼻也。闕者、眉間也。庭者、顔也。蕃者、頬側也。蔽

者、耳門也。青黒為痛、黄赤為熱、白為寒、是謂五官（Ⓛ五色　第49）

○庭者、首面也。闕上者、咽喉也。闕中者、肺也。下極者、心也。直下者、肝也。肝左者、胆也。下者、脾也。方上者、胃也。中央者、大腸也。挟大腸者、腎也。当腎者、臍也。面王以上者、小腸也。面王以下者、膀胱子処也。顴者、肩也。顴後者、臂也。腎下者、手也。目内眥上者、膺乳也。挟縄而上者、背也。循牙車以下者、股也。中央者、膝也。膝以下者、脛也。当脛以下者、足也。巨分者、股裏也。巨屈者、膝臏也。此五蔵六府肢節之部也。（Ⓛ五色　第49）

○五蔵者、所以蔵精神魂魄者也、六府者、所以受水穀而行物者也、其気内于五蔵、而外絡肢節、其浮気之不循経者、為衛気。其精気之行于経者、為営気。陰陽相随、外内相貫、如環之無端、亭亭淳淳乎、孰能窮之、然其分別陰陽、皆有標本虚実所離之処。能別陰陽十二経者、知病之所生。（Ⓛ衛気　第52）

○五蔵堅固、血脈和調、肌肉解利、皮膚致密、営衛之行、不失其常、呼吸微徐、気以度行、六府化穀、津液布揚、各如其常、故能長久。（Ⓛ天年　第54）

○五宜、所言五宜者、脾病者、宜食秔米飯牛肉棗葵。心病者、宜食麦羊肉杏薤。腎病者、宜食大豆黄巻猪肉栗藿。肝病者、宜食麻犬肉李韮。肺病者、宜食黄黍鶏肉桃葱。五禁、肝病禁辛、心病禁鹹、脾病禁酸、腎病禁甘、肺病禁苦。肝色青、宜食甘、秔米飯牛肉棗葵皆甘。心色赤、宜食酸、犬肉麻李韮皆酸。脾色黄、宜食鹹、大豆豕肉栗藿皆鹹。肺色白、宜食苦、麦羊肉杏薤皆苦。腎色黒、宜食辛、黄黍鶏肉桃葱皆辛。（Ⓛ五味　第56）

○胃者、水穀気血之海也。海之所行雲気者、天下也。胃之所出気血者、経隧也。五蔵六府之大絡也、迎而奪之而已矣。（Ⓛ玉版　第60）

○営衛之行也、上下相貫、如環之無端。（Ⓛ動輸　第62）

○酸走筋、多食之、令人癃。鹹走血、多食之、令人渇。辛走気、多食之、令人洞心。苦走骨、多食之。令人変嘔。甘走肉、多食之、令人悗心。（Ⓛ五味論　第63）

○穀麦、畜羊、果杏。手少陰蔵心、色赤、味苦、時夏。穀大豆、畜彘、果栗。足少陰蔵腎、色黒、味鹹、時冬。穀稷、畜牛、果棗。足太陰蔵脾、色黄、味甘、時季夏。穀黍、畜鶏、果桃、手太陰蔵肺、色白、味辛、時秋。穀麻、畜犬、果李。足厥陰蔵肝、色青、味酸、時春。（Ⓛ五音五味　第65）

○咽喉者、水穀之道也。喉嚨者、気之所以上下者也。会厭者、音声之戸也。口唇者、音声之扇也。舌者、音声之機也。懸雍垂者、音声之関也。頏顙者、分気之所泄也。横骨者、神気所使主発舌者也。足之少陰、上繋於舌、絡於横骨、終於会厭。（Ⓛ憂恚無言　第69）

○営気者、泌其津液、注之於脈、化以為血、以栄四末、内注五蔵六府、以応刻数焉、衛気者、出其悍気之慓疾、而先行於四末分肉皮膚之間、而不休者也、昼日行於陽、夜行於陰、常従足少陰之分間、行於五蔵六府。心者、五蔵六府之大主也、精神之所舍也。心傷則神去、神去則死矣。(Ⓛ邪客 第71)

○太陰之人、少陰之人、太陽之人、少陽之人、陰陽和平之人、凡五人者、其態不同、其筋骨気血各不等。(Ⓛ通天 第72)

○目赤色者病在心、白在肺、青在肝、黄在脾、黒在腎、黄色不可名者病在胸中。(Ⓛ論疾診尺 第74)

○五蔵気、心主噫、肺主欬、肝主語、脾主呑、腎主欠。六府気、胆為怒、胃為気逆噦、大腸小腸為泄、膀胱不均為遺溺、下焦溢為水。五味、酸入肝、辛入肺、苦入心、甘入脾、鹹入腎、淡入胃、是謂五味。五并、精気并肝則憂、并心則喜、并肺則悲、并腎則恐、并脾則畏、是謂五精之気、并於蔵也。五悪、肝悪風、心悪熱、肺悪寒、腎悪燥、脾悪湿、此謂五蔵所悪也。五液、心主汗、肝主泣、肺主涕腎主唾、脾主涎、此謂五液所以也。五労者、久視傷血、久臥傷気、久坐傷肉、久立傷骨、久行傷筋、此五久労所病也。五走、酸走筋、辛走気、苦走血、鹹走骨、甘走肉、是謂五走也。五裁、病在筋、無食酸、病在気、無食辛、病在骨、無食鹹、病在血、無食苦、病在肉、無食甘、口嗜而欲食之、不可多也、必自裁也、命曰五裁也。五発、陰病発於骨、陽病発於血、陰病発於肉、陽病発於冬、陰病発於夏。五邪、邪入於陽、則為狂、邪入於陰、則為血痺、邪入於陽、転則為癲疾、邪入於陰、転則為瘖、陽入之於陰、病静、陰出之於陽、病喜怒。五蔵、心蔵神、肺気魄、肝蔵魂、脾蔵意、腎蔵精志也。五主、心主脈、肺主皮、肝主筋、脾主肌、腎主骨。(Ⓛ九鍼論 第78)

○陽明多血多気、太陽多血少気、少陽多気少血、太陰多血少気、厥陰多血少気、少陰多気少血、故曰刺陽明出血気、刺太陽出血悪気、刺少陽出気悪血、刺太陰出血悪気、刺厥陰出血悪気、刺少陰出気悪血也。足陽明太陰為表裏、少陽厥陰為表裏、太陽少陰為表裏、是謂足之陰陽也。手陽明太陰為表裏、少陽心主為表裏、太陽少陰為表裏、是謂手之陰陽也。(Ⓛ九鍼論 第78)

○陽明多血多気、太陽多血少気、少陽多気少血、太陰多血少気、厥陰多血少気、少陰多気少血、故曰刺陽明出血気、刺太陽出血悪気、刺少陽出気悪血、刺太陰出血悪気、刺厥陰出血悪気、刺少陰出気悪血也。足陽明太陰為表裏、少陽厥陰為表裏、太陽少陰為表裏、是謂足之陰陽也。手陽明太陰為表裏、少陽心主為表裏、太陽少陰為表裏、是謂手之陰陽也。(Ⓛ九鍼論 第78)

○五蔵六府之精気、皆上注於目、而為之精、精之窠為眼、骨之精為瞳子、筋之精為黒眼、血之精為絡、其窠気之精為白眼。肌筋之精為約束、上属於脳、後出於項中、故邪中於項、因逢其身之虚、其入深、則随眼系以入於脳、入於脳則脳転、脳転則引眼系急、目系急則目眩以転矣、目者、五蔵六府之精也、営衛魂魄之所常営也、神気之所生也、故神労則魂魄散、志意乱、是故瞳子黒眼法於陰。白眼赤脈法於陽也。故陰陽合伝而精明也。目者、心使也、心者、神之舎也。故神分精乱而不転、卒然見非常処、精神魂魄、散不相得、故曰惑也。
上気不足、下気有余、腸骨実而心肺虚、虚則営衛留於下、久之不以時上、故善忘也。(Ⓛ大惑論 第80)

5. 養生、人の一生

○余聞上古之人、春秋皆度百歳、而動作不衰、今時之人、年半百而動作皆衰者、時世異耶、人将失之邪。岐伯対曰、上古之人、其知道者、法於陰陽、和於術数、食飲有節、起居有常、不妄作労、故能形与神倶、而尽終其天年、度百歳乃去。今時之人不然也。以酒為漿、以妄為常、酔以入房、以欲竭其精、以耗散其真、不知持満、不時御神、務快其心、逆於生楽、起居無節、故半百而衰也。(Ⓢ上古天真論 第1)

○夫上古聖人之教下也、皆謂之虚邪賊風、避之有時、恬惔虚無、真気従之、精神内守、病安従来。(Ⓢ上古天真論 第1)

○女子七歳、腎気盛、歯更髪長、二七而天癸至、任脈通、太衝脈盛、月事以時下、故有子、三七、腎気平均、故真牙生而長極、四七、筋骨堅、髪長極、身体盛壮、五七、陽明脈衰、面始焦、髪始堕、六七、三陽脈衰於上、面皆焦、髪始白、七七、任脈虚、太衝脈衰少、天癸竭、地道不通、故形壊而無子也。丈夫八歳、腎気実、髪長歯更。二八、腎気盛、天癸至、精気溢写、陰陽和、故能有子、三八、腎気平均、筋骨勁強、故真牙生而長極、四八、筋骨隆盛、肌肉満壮、五八、腎気衰、髪堕歯槁、六八、陽気衰竭於上、面焦、髪鬢頒白、七八、肝気衰、筋不能動、天癸竭、精少。腎気衰、形体皆極、八八、則歯髪去、腎者主水、受五蔵六府之精而蔵之。故五蔵盛、乃能写。今五蔵皆衰、筋骨解堕、天癸尽矣。故髪鬢白、身体重、行歩不正、而無子耳。男子不過尽八八、女子不過尽七七、而天地之精気皆竭矣。(Ⓢ上古天真論 第1)

○余聞、上古有真人者、提挈天地、把握陰陽、呼吸精気、独立守神、肌肉若一、故能寿敝天地、無有終時、此其道生。中古之時、有至人者、淳徳全道、和於陰陽、調於四時、去世離俗、積精全神、游行天地之間、視聴八達之外、此蓋益其寿命而強者也、亦帰於真人。其次有聖人者、処天地之和、従八風之理、適嗜欲於世俗之間、無恚嗔之心、行不欲離於世、被服章、挙不欲観於俗、外不労形於事、内無思想之患、以恬愉為務、以自得為功、形体不敝、精神不散、亦可以百数。其次有賢人者、法則天地、象似日月、弁別星辰、逆従陰陽、分別四時、将従上古合同於道。亦可使益寿而有極時。(Ⓢ上古天神論 第1)

○春三月、此謂発陳、天地倶生、万物以栄、夜臥早起、広歩於庭、被髪緩形。以使志生、生而勿殺、此春気之応養生之道也。逆之則傷肝、夏為寒変、奉長者少。夏三月、此謂蕃秀、天地気交、万物華実、夜臥早起、無厭於日、使志無怒、比夏気之応養長之道也。逆之則傷心、秋為痎瘧、奉長者少、冬至重病。秋三月、此謂容平、天気以急、地気以明、早臥早起、与鶏倶興、使志安寧、以緩秋刑、収斂神気、此秋気之応養収之道也。逆之則傷肺、冬為飧泄。奉蔵者少。冬三月、此謂閉蔵、水氷地坼、無擾乎陽、早臥晩起、必待日光、使志若伏若匿、去寒就温、此冬気之応養蔵之道也、逆之則傷腎、春為痿厥、奉生者少。(Ⓢ四気調神大論 第2)

○陰陽四時者、万物之終始也。死生之本也、逆之則災害生、従之則苛疾不起、是謂得道。道者、聖人之行、愚者佩之、従陰陽則生、逆之則死、従之則治、逆之則乱、反順為逆、是謂内格。是故聖人不治已病、治未病、不治已乱、治未乱、此之謂也。夫病已成而後薬之、乱已成而後治之、譬猶渇而穿井、闘鑄錐、不亦晩乎。(Ⓢ四気調神大論 第2)

○陰之所生、本在五味、陰之五官、傷在五味。是故味過於酸、肝気以津、脾気乃絶。味過於酸、大骨気労、短肌、心気抑。味過於甘、心気喘満、色黒腎気不衡。味過於苦、脾気不濡、胃気乃厚。味過於辛、筋脈沮弛、精神乃央。是故謹和五味、骨正筋柔、気血以流、湊理以密、如是、則骨気以精、謹道如法、長有天命。(Ⓢ生気通天論 第3)

○能知七損八益、年四十、而陰気自半也。起居衰矣。年五十、体重、耳目不聡明矣。年六十、陰痿、気大衰、九竅不利、下虚上実、涕泣倶出矣。故曰、知之則強、不知則老、故同出而名異耳。智者察同、愚者察異、愚者不足、智者有余、有余則耳目聡明、身体軽強、老者復壮、壮者益治。是以聖人為無為之事、楽恬憺之能、従欲快志於虚無之守、故寿命無窮、与天地終、此聖人之治身也。(Ⓢ陰陽応象大論 第5)

○天不足西北、故西北陰也。而人右耳不如左明也。地不満東南、故東南方陽也、而人左手足不如右強也。東方陽也、陽者其精幷於上、幷於上、則上明而下虚、故使耳目聡明、而手足不便也。西方陰也、陰者其精幷於下、幷於下、則下盛而上虚、故耳目不聡明、而手足便也。故倶感於邪、其在上則右甚、在下則左甚、此天地陰陽不能全也、故邪居之。故天有精、地有形、天有八紀、地有五里、故能為万物之父母。清陽上天、濁陰帰地、是故天地之動静、神明為之綱紀、故能以生長収蔵、終而復始。惟賢人上配天以養頭、下象地以養足、中傍人事以養五蔵。天気通於肺、地気通於嗌、風気通於肝、雷気通於心、谷気通於脾、雨気通於腎。六経為川、腸胃為海、九竅為水注之気、以天地為之陰陽。(Ⓢ陰陽応象大論 第5)

○邪風之至、疾如風雨、故善治者治皮毛、其次治肌膚、其次治筋脈、其次治六府、其次治五蔵。治五蔵者、半死半生也。故天之邪気、感則害人五蔵、水穀之寒熱、感則害於六府、地之湿気、感則害皮肉筋脈。（Ⓢ陰陽応象大論 第5）

○往古人居禽獣之間、動作以避寒、陰居以避暑、内無眷慕之累、外無伸宦之形、此恬憺之世、邪不能深入也。故毒薬不能治其内、鍼石不能治其外、故可移精祝由而已。（Ⓢ移精変気論 第13）

○上古聖人作湯液醪醴、為而不用、自古聖人之作湯液醪醴者、以為備耳、夫上古作湯液、故為而弗服也。中世之世、道徳稍衰、邪気時至、服之万全。当今之世、必斉毒薬攻其中、鑱石鍼艾治其外也。（Ⓢ湯液醪醴論 第14）

○肝主春、足厥陰少陽主治、其日甲乙、肝苦急、急食甘以緩之。心主夏、手少陰太陽主治、其日丙丁、心苦緩、急食酸以収之。脾主長夏、足太陰陽明主治、其日戊己、脾苦湿、急食苦以燥之。肺主秋、手太陰陽明主治、其日庚辛、肺苦気上逆、急食苦以泄之。腎主冬、足少陰太陽主治、其日壬癸、腎苦燥、急食辛以潤之、開腠理、致津液、通気也。（Ⓢ蔵気法時論 第22）

○肝病者、平旦慧、下晡甚、夜半静。肝欲散、急食辛以散之、用辛補之、酸写之。心病者、日中慧、夜半甚、平旦静。心欲耎、急食鹹以耎之、用鹹補之、甘写之。脾病者、日昳慧、日出甚、下晡静。脾欲緩、急食甘以緩之、用苦写之、甘補之。肺病者、下晡慧、日中甚、夜半静。肺欲収、急食酸以収之、用酸補之、辛写之。腎病者、夜半慧、四季甚、下晡静。腎欲堅、急食苦以堅之、用苦補之、鹹写之。（Ⓢ蔵気法時論 第22）

○辛散、酸収、甘緩、苦堅、酸耎。毒薬攻邪、五穀為養、五果為助、五蓄為益、五菜為充、気味合而服之、以補精益気。此五者、有辛酸甘苦鹹、各有所利、或散或収、或緩或急、或堅或耎、四時五蔵、病随五味所宜也。（Ⓢ蔵気法時論 第22）

○一曰治神、二曰知養身、三曰知毒薬為真、四曰制砭石小大、五曰知府蔵血気之診。五法俱立、各有所先。今末世之刺也、虚者実之、満者泄之、此皆衆工所共知也。（Ⓢ宝命全形論 第25）

○養神者、必知形之肥痩、栄衛血気之盛衰。血気者、人之神、不可不謹養。（Ⓢ八正神明論 第26）

○不知三部九候、故不能久長。（Ⓢ離合真邪論 第27）

○虚実者、皆従其物類始、故五蔵骨肉滑利、可以長久也。（Ⓢ通評虚実論 第28）

○有余者写之、不足者補之。（Ⓢ瘧論 第35）

○上以治民、下以治身。使百姓昭著、上下和親、徳沢下流、子孫無憂、伝之後世、無有終時。（Ⓢ天元紀大論 第66）

○上知天文、下知地理、中知人事、可以長久。（Ⓢ気交変大論 第69）

○上知天文、下知地理、中知人事、可以長久。（Ⓢ著至教論 第75）

○聖人之治病也、必知天地陰陽四時経紀五蔵六府雌雄表裏刺灸砭石毒薬所主。(Ⓢ疏五過論 第77)

○形気不足、病気有余、是邪勝也、急写之。形気有余、病気不足、急補之。(Ⓛ根結 第5)

○血気経絡、勝形則寿、不勝形則夭。形充而皮膚緩者則寿、形充而脈堅大者、順也。形充而脈小以弱者、気衰、衰則危矣。(Ⓛ寿夭剛柔 第6)

○智者之養生也、必順四時而適寒暑、和喜怒而安居処、節陰陽而調剛柔、如是則僻邪不至、長生久視。是故怵惕思慮者、則傷神、神傷則恐懼、流淫而不止。因悲哀動中者、竭絶而失生、喜楽者、神憚散而不蔵、愁憂者、気閉塞而不行、盛怒者、迷惑而不治、恐懼者、神蕩憚治不収。(Ⓛ本神 第8)

○形肉血気必相称也、是謂平人。(Ⓛ終始 第9)

○凡刺之禁、新内勿刺。新刺勿内、已酔勿刺、已刺勿酔、新怒勿刺、已刺勿怒、新労勿刺、已刺勿労、已飽勿刺、已刺勿飽、已飢勿刺、已刺勿飢、已渇勿刺、已刺勿渇、大驚大恐、必定其気、乃刺之。乗車来車、臥而休之、如食頃、乃刺之、出行来者、坐而休之、如行十里頃、乃刺之。此十二禁也。(Ⓛ終始 第9)

○人始生、先成精、精成而脳髄生、骨為幹、脈為営、筋為剛、肉為牆、皮膚堅而毛髪長、穀入于胃、脈道以通、血気乃行。(Ⓛ経脈 第10)

○内有五蔵、以応五音五色五時五味五位也。外有六府、以応六律。六律建陰陽諸経、而合之十二月十二辰十二節十二経水十二時、十二経脈者、此五蔵六府之以応天道。(Ⓛ経別 第11)

○経脈十二者、外合于十二経水、而内属于五蔵六府、夫十二経水者、其有大小深浅広狭遠近不同、五蔵六府之高下小大、受穀之多少亦不等、経水者、受水而行之、五蔵者、合神気魂魄而蔵之、六府者、受穀而行之、受気而揚之、経脈者、受血而営之、合而以治。(Ⓛ経水 第12)

○其死可解剖治視之。(Ⓛ経水 第12)

○盛者写之、虚者飲薬以補之。(Ⓛ脈度 第17)

○肺気通于鼻、肺和則鼻能知臭香矣。心気通于舌、心和則舌能知五味矣。肝気通于目、肝和則目能弁五色矣。脾気通于口、脾和則口能知五穀矣。腎気通于耳、腎和則耳能聞五音矣。五蔵不和、則七竅不通、六府不和、則留為癰。(Ⓛ脈度 第17)

○五蔵六府、皆以受気、其清者為営、濁者為衛、営在脈中、衛在脈外、営周不休、五十而復大会、陰陽相貫、如環無端。(Ⓛ営衛生会 第18)

○営衛者、精気也。血者、神気也、故血之与気、異名同類也。(Ⓛ営衛生会 第18)

○火者火也、水者腎也。木者、肝也。金者、肺也。水者、腎也。土者、脾也。(Ⓛ熱病 第23)

○心者、五蔵六府之主也。目者、宗脈之所聚也、上液之道也。口鼻者、気之門戸也、故悲哀愁憂則心動、心動則五蔵六府皆揺。（Ⓛ口問　第28）

○五蔵六府、心為之主、肝者、主為将、脾者、主為衛、腎者、主為外、視耳好悪、以知其性。六府者、胃為之海、広骸大頸張胸、五穀乃容、鼻隧以長、以候大腸、唇厚、人中長、以候小腸、目下果大、其胆乃横、鼻孔在外、膀胱漏泄、鼻柱中央起、三焦乃約、此所以候六府者也。（Ⓛ師伝　第29）

○両神相搏、合而成形、常先身生、是謂精。上焦開発、宣五穀味、熏膚、充身、沢毛、若霧露之漑、是謂気。腠理発泄、汗出溱溱、是謂津、穀入気満、淖沢注于骨、骨属屈伸、洩沢補益脳髄、皮膚潤沢、是謂液、中焦受気、取汁変化而赤、是謂血。壅遏営気、令無所避、是謂脈。（Ⓛ決気　第30）

○精脱者、耳聾。気脱者、目不明。津脱者、腠理開、汗大泄。液脱者、骨属屈伸不利、色夭、脳髄消、脛痠、耳数鳴。血脱者、色白、夭然不沢、其脈空虚、此其候也。（Ⓛ決気　第30）

○人之不食、七日而死。（Ⓛ平人絶穀　第32）

○十二経脈者、内属于府蔵、外絡于肢節、人亦有四海、十二経水、経水者、皆注于海、海有東西南北、命曰四海、人有髄海、有血海、有気海、有水穀之海、凡此四者、以応四海也。

胃者水穀之海、衝脈者、為十二経之海、膻中者、為気之海、脳為髄之海。得順者生、得逆者敗、知調者利、不知調者害。（Ⓛ海論　第33）

○経脈十二者、別為五行、分為四時。五行有序、四時有分、相順則治、相逆則乱。経脈十二者、以応十二月、十二月者、分為四時。四時者、春夏秋冬、其気各異、営衛相随、陰陽已和、清濁不相干、如是則順之而治。（Ⓛ五乱　第34）

○胸腹、臓腑之郭也。膻中者、心主之宮城也。胃者、太倉也。咽喉小腸者、伝送也。胃之五竅者、閭里門戸也。廉泉玉英者、津液之道也。故五蔵六府者、各有畔界。其病各有形状、営気循脈、衛気逆為脈脹、衛気並脈循分為膚張。（Ⓛ脹論　第35）

○五蔵六府、心為之主、耳為之聴、目為之候、肺為之相、肝為之将、脾為之衛、腎為之主外、故五蔵六府之津液、尽上滲于目、心悲気幷、則心系急、心系急則肺挙、肺挙則液上溢。夫心系与肺、不能常挙、乍上乍下、故欬而泣出矣。中熱則胃中消穀、消穀則虫上下作、腸胃充郭、故胃緩、胃緩則気逆、故唾出。（Ⓛ五癃津液別　第36）

○補益脳髄。（Ⓛ五癃津液別　第36）

○五気者、五蔵之使也、五時之副也、五官者、五蔵之閲也。脈出于気口、色見于明堂、五色更出、以応五時。各如其常経気入蔵、必当治裏、五色独決于明堂。五官

巳弁、闕庭必張、乃立明堂。明堂広大、蕃蔽見外、方壁高基、引垂居外、五色乃治、平博広大、寿中百歳。(Ⓛ五閲五使 第37)

○ koko 鼻者、肺之官也。目者、肝之官也。口辰者、脾之官也。舌者、心之官也。目者、腎之官也。以候五蔵、肺病者、喘息鼻脹、肝病者、眥青。脾病者、唇黄。心病者、舌巻短、顴赤。腎病者、顴与顔黒。(Ⓛ五閲五使 第37)

○受穀者濁、受気者清。清者注陰、濁者注陽。濁而清者、上出于咽。清而濁者、則下行。清濁相干、命曰乱気。(Ⓛ陰陽清濁 第40)

○経脈者、所以行血気而営陰陽、濡筋骨、利関節者也、衛気者、所以温分肉、充皮膚、肥腠理、司開闔者也。志意者、所以御精神、収魂魄、適寒温、和喜怒者也、是故血和則経脈流行、営覆陰陽、筋骨勁強、関節清利矣。衛気和則分肉解利、皮膚調柔、腠理緻密矣。志意和則精神専直。魂魄不散、悔怒不起、五蔵不受邪矣。寒温和則六府化穀、風痺不作、経脈通利、肢節得安矣、此人之常平也。五蔵者、所以蔵精神血気魂魄者也。六府者、所以化水穀而行津液者也。(Ⓛ本蔵 第47)

○心小則安、邪弗能傷、易傷以憂。心大則憂不能傷、易傷于邪。肺小則少飲、不病喘喝。肺大則多飲、善病胸痺喉痺逆気。肝小則蔵安、無脇下之病。肝大則逼胃迫咽。迫咽則苦膈中、且脇下痛。脾小則蔵安、難傷于邪也。脾大則苦湊䏚而痛。腎小則蔵安難傷。腎大則善病腰痛、不可以俛仰、易傷以邪。(Ⓛ本蔵 第47)

○五色独決于明堂。明堂者、鼻也。闕者、眉間也。庭者、顔也。蕃者、頬側也。蔽者、耳門也。其間欲方大、去之十歩、皆見于外、如是者寿、必中百歳。
青黒為痛、黄赤為熱、白為寒、是謂五官。(Ⓛ五色 第49)

○庭者、首面也。闕上者、咽喉也。闕中者、肺也。下極者、心也。直下者、肝也。肝左者、胆也。下者、脾也。方上者、胃也。中央者、大腸也。挟大腸者、腎也。当腎者、臍也。面王以上者、小腸也。面王以下者、膀胱子処也。顴者、肩也。顴後者、臂也。臂下者、手也。目内眥上者、膺乳也。挟縄而上者、背也。循牙車以下者、股也。中央者、膝也。膝以下者、脛也。当脛以下者、足也。巨分者、股裏也。巨屈者、膝臏也。此五蔵六府肢節之部也。(Ⓛ五色 第49)

○五蔵者、所以蔵精神魂魄者也。六府者、所以受水穀而行化物者也。其気内于五蔵、而外絡肢節。其浮気之不循経者、為衛気。其精気之行于経者、為営気。陰陽相随、外内相貫、如環之無端。知六府之気街者、能知解結契紹于門戸。
気街者、胸気有街、腹気有街、頭気有街、脛気有街、故気在頭者、止之于脳。気在胸者、止之膺与背腧。気在腹者、止之背腧、与衝脈于臍左右之動脈者。気在脛者、止之于気街、与承山踝上以下。(Ⓛ衛気 第52)

○以母為基、以父為楯、失神者死、得神者生也。血気已和、栄衛已通、五蔵已成、神気舎心、魂魄畢具、乃成為人。(Ⓛ天年 第54)

○五蔵堅固、血脈和調、肌肉解利、皮膚致密、営衛之行、不失其常、呼吸微徐、気以度行、六府化穀、津液布揚、各如其常、故能長久。(Ⓛ天年　第54)

○人生十歳、五蔵始定、血気巳通、其気在下、故好走。二十歳、血気始盛、肌肉方長、故好趨。三十歳、五蔵大定、肌肉堅固、血脈盛満、故好歩。四十歳、五蔵六府十二経脈、皆大盛以平定、腠理始疏、栄華頽落、髪頗斑白、平盛不揺、故好坐。五十歳、肝気始衰、肝葉始薄、胆汁始減、目始不明。六十歳、心気始衰、苦憂悲、血気懈惰、故好臥。七十歳、脾気虚、皮膚枯。八十歳、肺気衰、魄離、故言善悞。九十歳、腎気焦、四蔵経脈空虚。百歳、五蔵皆虚、神気皆去、形骸独居而終。(Ⓛ天年　第54)

○五宜、所言五宜者、脾病者、宜食秔米飯牛肉棗葵、心病者、宜食麦羊肉杏薤。腎病者、宜食大豆黄巻猪肉栗藿。肝病者、宜食麻犬肉李韮。肺病者、宜食黄黍鶏肉桃葱。五禁、肝病禁辛、心病禁鹹、脾病禁酸、腎病禁甘、肺病禁苦。肝色青、宜食甘、秔米飯牛肉棗葵皆甘。心色赤、宜食酸、犬肉麻李韮皆酸。脾色黄、宜食鹹、大豆豚肉栗藿皆鹹。肺色白、宜食苦、麦羊肉杏薤皆苦。腎色黒、宜食辛、黄黍鶏肉桃葱皆辛。(Ⓛ五味　第56)

○膏者、多気、多気者、熱、熱者耐寒。肉者、多血則充形、充形則平。脂者、其血清、気滑少、故不能大、此別于衆人者也。(Ⓛ衛気失常　第59)

○胃者、水穀気血之海也。海之所行雲気者、天下也。胃之所出気血者、経隧也。経隧者、五蔵六府之大絡也、迎而奪之而已矣。(Ⓛ玉版　第60)

○四末陰陽之会者、此気之大絡也。四街者、気之径路也、故絡絶則径通、四末解則気従合、相輸如環。此所謂如環無端、莫知其紀、終而復始。(Ⓛ動輸　第62)

○酸走筋、多食之、令人癃。鹹走血、多食之、令人渇。辛走気、多食之、令人洞心。苦走骨、多食之、令人変嘔。甘走肉、多食之、令人悗心。(Ⓛ五味論　第63)

○木形之人、比於上角、似於蒼帝。其為人、蒼色、小頭、長面、大肩背、直身、小手足、好有才、労心、少力、多憂、労於事。能春夏、不能秋冬。

火形之人、比於上徴、似於赤帝。其為人、赤色、広朋、鋭面、小頭、好肩背髀腹、小手足、行安地、疾心、行揺、肩背肉満、有気、軽財、少信、多慮、見事明、好顔、急心、不寿暴死。能春夏、不能秋冬。

土形之人、比於上宮、似於上古黄帝。其為人、黄色、円面、大頭、美肩背、大腹、美股脛、小手足、多肉、上下相称、行安地、挙足浮安、安心好利人、不喜権勢、善附人也。能秋冬、不能春夏。

金形之人、比於上商、似於白帝。其為人、方面、白色、小頭、小肩背、小腹、小手足、如骨発踵外、骨軽、身清廉、急心静悍、善為吏、能秋冬、不能春夏。

水形之人、比於上羽、似於黒帝。其為人、黒色面不平、大頭廉頤、小肩、大腹、

動手足、発行揺身、下尻長背、延延然、不敬畏、善欺紿人戮死、能秋冬、不能春夏。（Ⓛ陰陽二十五人 第64）

○聖人視其顔色、黄赤者、多熱気、青白者、少熱気、黒色者、多血少気。美眉者、太陽多血、通髯極鬚者、少陽多血、美鬚者、陽明多血、此其時然也。夫人之常数、太陽常多血少気、少陽常多気少血、陽明常多血多気、厥陰常多気少血、少陰常多気少血、太陰常多血少気、此天之常数也。（Ⓛ五音五味 第65）

○営気者、泌其津液、注之於脈、其以為血、以栄四末、内注五蔵六府、以応刻数焉。衛気者、出其悍気之慓疾、而先行於四末分肉皮膚之間、而不休者也、昼日行於陽、夜行於陰、常従足少陰之分間、行於五蔵六府。（Ⓛ邪客 第71）

○心者、五蔵六府之大主也。精神之所舎也。心傷則神去、神去則死矣。（Ⓛ邪客 第71）

○蓋有太陰之人、少陰之人、太陽之人、少陽之人、陰陽和平之人。凡五人者、其態不同、其筋骨気血各不等。（Ⓛ通天 第72）

○目赤色者、病在心、白在肺、青在肝、黄在脾、黒在腎。（Ⓛ論疾診尺 第74）

○一以法天、二以法地、三以法人、四以法時、五以法音、六以法律、七以法星、八以法風、九以法野。聖人之起、天地之数也、一而九之、故以立九野、九而九之、九九八十一、以起黄鍾数焉、以鍼応数也。

一者、天也、天者、陽也、五蔵之応天者肺、肺者、五蔵六府之蓋也、皮者肺之合也、人之陽也、故為之治鍼、必以大其頭而鋭其末、令無得深入而陽気出（鑱鍼）。二者、地也、人之所以応土者、肉也、故為之治鍼、必箭其身而員其末、令無得傷肉分、傷則気得竭（員鍼）。三者、人也、人之所以成生者、血脈也、故為之治鍼、必大其身而員其末、令可以按脈勿陥、以致其気、令邪気独出（鍉鍼）。四者、時也、時者、四時八風之客於経絡之中、為瘤病者也、故為之治鍼、必箭其身而鋒其末、令可以写熱出血、而痼病竭（鋒鍼）。五者、音也、音者、冬夏之分、分於子午、陰与陽別、寒与熱争、両気相搏、合為癰膿者也、故為之治鍼必令其末如剣鋒、可以取大膿（鈹鍼）。六者、律也、律者、調陰陽四時而合十二経脈、虚邪客於経絡而為暴痺者也、故為之治鍼、必令尖如氂、且円且鋭、中身微大、以取暴気（員利鍼）。七者、星也、星者、人之七竅、邪之所客於経、而為痛痺、舎於経絡者也、故為之治鍼、令尖如蚊虻喙、静以徐性、微以久留、正気因之、真邪倶往、出鍼而養者也（毫鍼）。八者、風也、風者、人之股肱八節也、八正之虚風、八風傷人、内舎於骨解腰脊節腠理之間、為深痺也、故為之治鍼、必長其身、鋒其末、可以取深邪遠痺（長鍼）。九者、野也、野者、人之節解皮膚之間也、淫邪流溢於身、如風水之状、而溜不能過於機関大節者也、故為之治鍼、令小大如挺、其鋒微員、以取大気之不能過於関節者也（大鍼）。（Ⓛ九鍼論 第78）

○五蔵気、心主噫、肺主欬、肝主語、脾主呑、腎主欠。六府気、胆為怒、胃為気逆噦、大腸小腸為泄、膀胱不約為遺溺、下焦溢為水。五味、酸入肝、辛入肺、苦入心、甘入脾、鹹入腎、淡入胃、是謂五味。五并、精気并肝則憂、并心則喜、并肺則悲、并腎則恐、并脾則畏、是謂五精之気、并於蔵也。五悪、肝悪風、心悪熱、肺悪寒、腎悪燥、脾悪湿、此五蔵気所悪也。五液、心主汗、肝主泣、肺主涕、腎主唾、脾主涎、此五液所出也。五労、久視傷血、久臥傷気、久坐傷肉、久立傷骨、久行傷筋、此五久労所病也。五走、酸走筋、辛走気、苦走血、鹹走骨、甘走肉、是謂五走也。五裁、病在筋、無食酸。病在気、無食辛。病在骨、無食鹹。病在血、無食苦、病在肉、無食甘。口嗜而欲食之、不可多也、必自裁也、命曰五裁。五発、陰病発於骨、陽病発於血、陰病発於肉、陽病発於冬、陰病発於夏。五邪、邪入於陽、則為狂、邪入於陰、則為血痺、邪入於陽、転則為癲疾、邪入於陰、転則為瘖。陽入之於陰、病静、陰出之於陽、病喜怒。五蔵、心蔵神、肺蔵魄、肝蔵魂、脾蔵意、腎蔵精志也。五主、心主脈、肺主皮、肝主筋、脾主肌、腎主骨。(Ⓛ九鍼論 第78)

○五蔵六府之精気、皆上注於目、而為之精、精之窠為眼、骨之精為瞳子、筋之精為黒眼、血之精為絡、其窠気之精為白眼、目者、五蔵六府之精也、営衛魂魄之所常営也、神気之所生也、故神労則魂魄散、志意乱、是故瞳子黒眼法於陰、白眼赤脈法於陽也、故陰陽合伝而精明也、目者、心使也、心者、神之舎也、故神分精乱而不転、卒然見非常処、精神魂魄、散不相得、故曰惑也。(Ⓛ大惑論 第80)

おわりに

『素問・霊枢』を一度分解して再構築してみてはという発想から、この『分解 素問・霊枢』を書いてみた。しかし全体ではなく、理論的—思想面に限り、天地人・陰陽・五行・養生についてみた。五行の中に臓腑理論が入っているのは臓腑が五行説よりでているからである。

中国古代医学を現代医学とは比べようもないが、充分納得のできる部分も多く、今更のように古代の人の疾病に対する洞察力の深さを感じる処もまた多い。

現在でいう感染は「風」、免疫・栄養は「栄衛」、神経・循環は「経穴・経絡」に相当すると思われるが、心に精神が宿り、心は神であって、脳には余り大きな位置を与えていない。悪性腫瘍については五臓の末期症状を挙げている。なおミクロ的考えでは「分肉の間」という字句がよく出てくる。日常鍼灸を行うにも重要なものと思っている。

医療は診断と治療からなるが、病因としては自然環境の変化（例えば風）や、個人の生活習慣態度、体質、体力等を考えた。診断は望・聞・問・切で、望の風貌（顔の五色)、体型―『素問』陰陽五十二人、肥痩・虚実(脈診を重視)などで判断した。要するに、体表医学であって深く体内に立ち入る事はなかった。治療手段も湯液・鍼灸・導引・按摩などで、外科的なものは鍼位のものに留まり、理学療法ともいえる灸、熨、等もあった。従って病気になれば危険状態までいく可能性があり、病気になるより、ならないような方法、すなわち養生法が重視される。養生とは自然に順い、四季に順い、一日の日常生活も規則正しい、無理をしないでいるという事で、『素問』初頭から養生を説いているほどである。自然と人との関係が全てで、そこには人工的な科学的な要素は入る余地はなかった。道家の思想と共通する処があり、『道蔵』に『素問』『霊枢』が入っているのも納得できる。

『表解』『分解』『成句』などを通して『素問、霊枢』の隠れていた部分を表に出したいと考えた。そして違った視点で、お読みになられ、古代医学の姿を学びとってほしいと願っている。

訳本には次のようなものがある。

①意釈黄帝内経素問、小曽戸丈夫、他、築地書館、1971。
　意釈黄帝内経霊枢、小曽戸丈夫、他、築地書館、1971。
②黄帝内経素問新義解(1～12)、柴崎保三、東京高等鍼灸学校出版、1973。
③現代語訳黄帝内経素問(上中下)、石田秀実監訳、他、東洋学術出版、1991。
　現代語訳黄帝内経霊枢(上下)、石田秀実監訳、他、東洋学術出版、1990。
④素問新釈、小曽戸丈夫、たにぐち書店、2006。
　霊枢新釈、小曽戸丈夫、たにぐち書店、2006。
⑤黄帝内経素問訳注(1～3)、家本誠一、医道の日本社、2009。
　黄帝内経霊枢訳注(1～3)、家本誠一、医道の日本社、2008。
⑥漢文で読む『霊枢』、浦山きか、アルテミシア社、2006

なお、『太素』『内経知要』の分類も参考になる。

原典としたのは、『黄帝内経章句索引』任応秋主編、人民衛生出版者、1986、を主としている。

あえて原文で記したのは、訳すと(いろいろな解釈がなりたつ)分解の分解となるおそれがあり、以上挙げた立派な訳本を参考にしていただけたら幸いである。

第４章　表解『神農本草経』

はじめに

「表解『素問』『霊枢』」「成句分類」などを記しておいたが、今回は『神農本草経』の表解を試みた。

この過程や結果から『神農本草経』が単なる薬物書ではなく、その底には古代中国医学の思想がつながり、それはまた、道家思想と基を同じくしている事が判っきりした。

『素問』『霊枢』といい、この『神農本草経』といい、何故中国伝説の帝王の名を冠名としているのかとまず疑問がわく。勿論、これらの帝王が自ら筆をとったとは考えられない。その原著さえ判っきりせず、いつ、だれが、どこで書いたのかも分らない。『素問』『霊枢』などは前にもふれているが一貫した編集性がなく一種の論文集のようだと思っている。古代のこれらの書は、当時すでに伝説、伝承の帝王の名をかりて権威づけの意味もあったとおもう。例えば『黄帝陰符経』類などは『道蔵』にいくつも見られる。

中国古代医書といえばこれらに『傷寒論』がある。『素問』『霊枢』は鍼灸の聖典、古典とされ、医学的理論や思想を挙げ基礎医学的でもある。『傷寒論』は実際的な処方を中心とした治療が記され、臨床的であるといってよい。『神農本草経』は、薬物の効果、分析など今日の薬理学に当るだろう。このうち『素問』『霊枢』は『道蔵』に収められ「道教医学」と目されるが、『神農本草経』と『傷寒論』は入っていない。しかし『道蔵』中には『神農本草経』は『図経衍義本草』、『傷寒論』は『備急千金方』と名や形を変えてもその流れがある。

黄帝と神農は一説には異母兄弟（「神農黄帝と岐伯」、『漢方の臨床』、61巻4号、2014）ともいわれ神農のあと500年たって黄帝が生れたともいう。その生育した場所から黄帝は姫姓（姫水のほとりで育つ）、神農は姜姓（姜水、同上）で共に黄帝族、炎帝（神農）族の首長ともされる。神農の姜姓は、姜は羊をトーテムとし、神農は生れた時、牛首人身というので、神農伝説は農耕牧畜に関わるものがある。今でもそうだが中国人は農耕民族である。姜族は今の陝西省や甘粛省東部を出自としている、西北民族である。

それでは「本草」という意味はなにかという事になる。「本草」とは文字通り草類をさしている。『神農本草経』ではしかし、その内容が玉石（金石、鉱物）から初まり、草、木、獣禽、虫魚、五穀、果、菜などの順に種分けされ、各々の薬物について産地や味等の薬性、効能が記されている。それは単んに本草という植物だけの領域をはるかにこえ恰も「博物学」のようでもある（『博物志』〔晋張華〕を参考）。この性格はのちの「本草書」に長くうけつながれていく。

「本草」の伝承は例えば『捜神記』第一（晋、干宝）の「神仙・方士」の項の第一に「炎帝（神農）の時、雀が稲穂をついばみ、地上におとしたところ、これを神農がうえるとこれがはえて、そのできたものを食べた人は皆不老長寿になったとあり、『神農本草経』の効能の上位にある「不老長寿」と、神仙・方士ということなどから「神農本草経」が方士の手によるものであろう位の想像がつく。方士とは不老長寿の術、養生の術をはかる一種の古代医術を扱う技術者（呪術的な面もある）といったような者で、方術の士ともいい、道教がおこると道士という姿になっていく。

「本草」の名の初出は『漢書』郊祀志（成帝二年〔紀元前三年〕）に「方士、使者、副使、本草待詔、七〇余人を家に帰させた」とある。ここの「本草待詔」とは職名で、方士と同列にある事も注目される。

さらに、『同』平帝紀（元始五年〔紀元五年〕）には「逸経、古記、天文、暦算、鐘律、小学、史篇、方術、本草などに通じ、五経、論語、孝経、爾雅などをもって教授する者を天下より都に集めたらその数、数千人を算えた」という。この頃になると今日でいう自然科学、人文科学の芽ばえがあり、方術という医術、本草という医学への途もひらけていった事になる。『楼護伝』巻九十二に「護は父に従って医者を志し長安にいて、家柄の高い家に出入しては医経、本草、方術の数万語を暗誦できた」とあり、医—薬—方が一つであった事を示している。

ぜひ『本草神農経』と併せて読みたいのは『山海経』——方士が集めた薬物、地理書、呪術的な面も多い。『抱朴子』——道教の理論うらづけ。錬丹（外丹）に欠せない。丹砂を第一とする。『五十二病方』——呪術的な面もあるが医術として当時の医療法を知るうえにも重要なものである。

また神農の事を炎帝ともいうが、神農は炎—火—南方の神としてもある。

以下、表に従って解説する。

▌表解と解説

表1は『神農本草経』の発刊順を追っている。書名、著者名、発行年、時代等に分けてある。また内容に含まれる薬物数と内容の組み立てからⒶ、Ⓑ、Ⓒの三つに分けた。

Ⓐ上薬（上品）、中薬（中品）、下薬（下品）の本来の分類。

Ⓑ上・中・下薬の各々に玉石、草木、人、獣禽、虫魚、果、五穀、菜等に分けてあるもの。『本草書』の多くは伝統的にこれにならっている。

Ⓒ玉石類の前に水、土、火類がある『本草綱目』系のもので、草類の分類法を見ると、綱ともいうべき大すじで大別。さらに細い部分で分ける目という手法、

つまり「綱目」で自然科学的ともいえる方法をとり伝統的な「本草書」ともちがった点がある。

『神農本草経』の名が初めてでてくるのは『隋書』経籍志で、ついで梁の陶弘景が『名医別録』365種と、従来の『神農本草経』365種とを併せて『神農本草経集注』をつくった。陶弘景はその他、『真誥』『登真隠訣』『真霊位業図』などをつくり茅山派道教の開祖でもありまた山中宰相という政治家としての面があり、まさにマルチ人間であった。

その後、唐の蘇敬の『新修本草』がうまれ（孫思邈の『備急千金方』もこの頃）、宋代になると印刷術の発達もあり『証類本草』を初めとする官製の『本草書』が続々とうまれる。明代に入ると李時珍の『本草綱目』が出て新風を吹き入れ、清代に入ると多くの注釈書が出て一つの歴史的な波がうまれる。『本草綱目』は日本にも入り『大和本草』『本草綱目啓蒙』などがでる。近くは『国訳本草綱目』（1929年）の大著があり、ごく最近家本誠一氏の『神農本草経集注』3巻もでた。氏の一連の労作で完訳本としてぜひ座右におきたいものである。また清代『滇南本草』があるが、これは雲南・四川地方の薬材（道地薬材）を図と共にのせている。

表2。この表は重要なことをいっている。上・中・下薬を各々、120・120・125種、計365、1年の日数に対応し、天地人という自然観にならい、さらに君・臣・佐使という君臣にたとえている。養命・養性・治病という3つの大きなカテゴリーに分け、有毒・無毒の区別、服用の適宜斟酌等が表示してある。さらに上薬の項では軽身・不老・増年・益気等不老長寿を目的とする効能でも分けている。つまり、ここらは道家の思想、道教の目的に一致する処で、さらに神仙思想、養生思想などにも関わっている。

表3。森立之と孫星衍本（以後森本、孫本という）を比較している。一体に『神農本草経』の注釈書は9種があるというが、大方の見る処、この二者を最も推しているので本稿でもこの二者を中心としてのべることにする。

森立之（1807～1885）。江戸に生れ、備後福山藩の医官となるが、出仕をくりかえし、浪々の身となる事もある。江戸幕府の医学校で『傷寒論』も講義している。『神農本草経』は嘉永7年（1854）完成、明治に入って大蔵省にも出仕している。

孫星衍（1736～1820）。江蘇省武進県、陽湖の人。乾隆帝時代の進士。1779年、問経堂本が初版、孫馮翼と共輯しているので「二孫本」ともいわれている。表は左方に森本、右方に孫本の分類を示しているが、森本はⒶ、孫本はⒷである。

何故ここで、孫本が玉石から初まる分類をとっているのに、森本は時代は新らしいのに古い形を踏襲しているか考えてみよう。森立之は先ほどものべたように『傷寒論』の講義もしているし、時代は古方派が主流で、彼も玉石類から初まるという道家的（古方派時代は儒教第一）なものは一応は否定したのではなかろうか。しかし彼の著には五芝（紫芝も入れると六芝）、五色石脂などという五行的なものも入っている（表３下）。ここで中薬の「大豆・黄巻（もやし）・赤小豆」。「烏賊魚骨」、下薬の「粉錫錫鏡鼻」、「六畜毛蹄甲」を一つにするか、分けるかで数字が変ってくる。

表４。森本の上・中・下薬の各々を構成している薬材を表示している。玉石・草木等の区別はないが玉石類から初まっている。通常の漢方薬の原料は網羅されている。

表５。森本の薬効別の薬物をもとにまとめてある。こうすると薬物書が治療と結びつけられるという目的が浮んでくる。

まず「軽身」の効果が第一にある。表７はこれら効果分別の一覧表で、軽身は全体の実に37.8％にもなる。この数は孫本でも、曹元宇本でもほぼ同じである。つまり『本草書』の中の効能は「軽身」が第一になっている。ついで不老・増年・明目・通神・神仙など不老長寿・養生延命・健康増進などの現世利益を追求するものが並んでいる。この思想のもとはやはり、道家の思想といえる。

飛行という効能がある「太一余糧」も、飛行とは天をとび神仙と同じで、「太一」は「太乙」「泰一」ともいい「太一」とは初めは「道」とほぼ同意語だったりのちには「太一神」と、神格があり神の名となっていく。軽身は身が軽くなり、天を飛べるという道教究極の仙人像と重なるが現代医学的から見ると肥満症にも使えそうである（事実そのような効能もあるものもある）。その仙人の姿は後掲のようで、羽人ともいい、手に仙草をもっている。つまり、仙人、羽人、と仙草（霊芝）とはクロスしているのである。仙人になるには、誰でもなれるものではなく、まず仙相（仙人の相、老子のように耳が大きいがやせている、ひげがはえている、杖をもっている、など）があって、厳しい修行が待っている。五穀をとらず、露をのみ、気を服し（服気）山へ入って、一人で瞑目正坐、忘我の境地にひたり、丹砂を初めとする錬丹類の服用、上薬の服用等、『列仙伝』『神仙伝』『捜神記』等の仙人の姿になっていく。

薬効には「殺三虫」、また「殺蠱」「鬼注伏尸」「殺白虫・長虫・蟯虫・蝨虫」等がある。人体の寄生虫についてすでに充分認識があり、蠱とか三虫という実際の寄生虫ではないが想像的につくりあげられた人体の害虫が記されている。従ってこの駆虫法は重要な意義をもっている。

このうち、「白虫等」は『本草経』中の駆虫薬で対処できても、三虫（三尸と同じ）や蠱病（蠱とは百虫を皿にのせふたをかぶせ、共喰いさせて最後に残った虫の毒で、人をのろい殺すということで、蠱病というと得体がしれない病状。精神的に異常がある事をいい、「蠱惑」という言葉は悪魔に魅入れらるという言葉でもある。

三虫は三尸ともいい、人体の上部、中部、下部にすくい、それぞれ上虫（上尸)、中虫（中尸)、下虫（下尸）といい、庚申の日の夜（六十日に一回めぐる）に天にのぼりその人の罪悪を告げるものと信じられ、庚申信仰をうむようになる。その三虫（三尸）は**表6**のようで、いろいろな文献により異っているが、道教の内容の重要なものの一つである。『後漢書』華陀伝の「漆葉青黏散」はよく知られ、『本草経』の駆虫薬の他に、別図⑮のような符を描き、身に佩びる。呑服する。飾っておがむまたは、「庚申講」のように人々が庚申の日の夜集まって酒食を共にし、一晩中さわいで、尸虫が天に昇るひまをあたえないとかいう事になる（日本でも庚申塔は今でも多く残っている——著者『日本神話伝承の旅』)。昔の人は回虫が尻から出たらこれは悪魔か邪のなせるわざと大いに驚いた事だろう。また海藻類が甲状腺疾患に効く事もすでに分っていた。

表7は、森本の病状に対応している薬数とその百分率を記している。すでにいっているように軽身が圧倒的に多く、次いで不老、増年、殺蠱、明白、益気、積聚（しこり、つかえをとる)、益気及び益気とほぼ同意の補中益気が並ぶ。

表8は、孫本について森本と同じような検討をしてみたものである。ここでは上・中・下薬のそれぞれを玉石・草木・獣禽・虫魚・五穀・果・菜等に分けている。

上薬、中薬、下薬について、さらに玉石以下の項目に分けてある。軽身の次に草木類が多く、玉石類等がつづいている。

表9は、孫本の上・中・下薬の大分類と、玉石類を初めとする小分類の数が横に、軽身・不老などの効能の数が縦にクロスしている一覧表である。薬材としては草類の軽身が多く、ついで玉石—不（耐老)、木—延（増）年などがつづいている。

表10は『本草経』の一つの特色でもある三虫・蠱・虫類や積聚（腹・胸部分の

しこりやつかえ、いたみや痙攣をおこす）に対する働きについて、やはり上・中・下薬、玉石類等の出現回数を示している。草類・木類・玉石類の順に見られる。

表11は孫本の軽身・不老（耐年）・延（増年）・不飢・益気の明目等の効能を上品につき玉石・草・木等に分けそれぞれの薬材名を記し、**表19**は軽身作用のある中品下品の薬材名である。**表11**の軽身を見ると最も多いのは上品の草類、次いで玉石、木とつづいて草類が圧倒的に多いが、中品・下品では軽身作用のあるものは少ない。

表20、21は、本稿の傍証の一つとして和田翠氏の『薬獺と本草集注』（『史林』、61巻、3号、1978）の中の表をおかりした。これを見てもやはり薬材の効能は軽身で、不老・延年・増年と不老長寿・現世利益をうたう道家、道教と方向が一致している事が判明する。

表22は同論文中の仙人についての服用した薬材とその効果を示している。『列仙伝』『神仙伝』『捜神記』等にでてくるところである。

ついで唐、孫思邈の『千金翼方』の薬物の数と薬材をその目録目次から見てみた。**表23**では目次にのっている薬物数を示している。分類法は、玉石・草・木等と従来のものと変っていないが、その中の玉石はさらに上・中・下薬に草類を上薬・中薬・下薬に、それをまた上・下に分けているという特色がある。

表24～28は、その目次にのっている薬材名である。「唐本退二十味」とあるがこの意味はよく分らない。除外したという事であろうか。

表29は『本草経』（曹元宇、1957）のものだが、これを見ても薬数の大筋は変っていないようである。

表30～32は、参考文献⑭からの引用である。

表30は、『本草経集注』と『新修本草』の薬物の順序の違いをみているが梁と唐という時代で、上中下品が、変っていて混乱がある。

表31は、『本草経』原文が『証類本草』（北宋）についてその上・中・下品の薬

数の増減が記されている。「未分」「有名未用」が『証類本草』にある。

表32は、上・中・下品、玉石・草等の薬数が『神農本草経』と『証類本草』についてその増減を見ている。やはり出入りがある。

表33は、五芝の諸文献に出てくるのを一覧表にした。五芝といいながら紫芝を加えると六芝になる。五芝は霊芝ともされ、山西省永楽宮壁画の仙女が霊芝も手にしている図は有名で、「白蛇伝、盗仙草」の場面はよく知られている。霊芝は瑞草でもあり漢代像画石にも数多く見られ、今でも養生・保健のために服用されている。（拙著、『霊芝とその歴史』、養生、1巻7号、1997）。

表34は、『傷寒論』での薬材はどうなっているのか、『傷寒論』と『金匱要略』の出現生薬の名と頻度、『神農本草経』の上・中・下薬のどれに相当しているかを一覧にした。またその下の表に上の表の中から上・中・下薬にまとめてみている。最も多く見られたのは甘草で、両者第一、この事から「国老」（国の老臣、元老）ともいわれる。ついで桂枝・生姜・大棗・人参・芍薬・生姜・乾姜・茯苓・白求・芍薬等の順になっている。日常使用している漢方薬の中で甘草が多いわけは、甘草自体の薬効というより他のものと用いて薬物の毒性・副作用をやわらげる働きがあると考えられ中和、調和の意味があるようである。五行でいえば甘は土、脾。木火土金水の上からも下からも三番目の中心にある。調理で甘味はかくし味としてよく使われている。

草薬の上・中薬がよく使われていることも分る。

表35は、漢方薬の補材を中心としてその構成生薬が並べてある。

次に附図についてみる。

図1、2。『滇南本草』の五芝、精細な紫参の図。

図3。森立之『神農本草経』

図4。孫星衍『神農本草経』

図5『図経衍義本草（道蔵本）』と**図6**『経史証類大全本草』の丹砂図である。ともに宜州（南宋時代、梁の都市。宜昌、湖北省南西部）と辰州（湖南省西武、江陵県）

のものである。

この両者を比べると、丹砂の形が、宜州と辰州とでは入れ代っている。つまり宜州—辰州、辰州—宜州になるべきである。ここらも注意しておく必要がある。

図７は、玉石類第一の丹砂についての孫本の部分である。水銀の材料でもあり、錬丹、外丹術で欠かせないものである。

「丹砂は味微寒。身体、五蔵、百病、養精神、安魂魄、益気、明目を主り、精魅、邪悪鬼を殺す。久服すれば神明に通じ、不老。よく変化して汞（水銀）になる。山谷に生じる」とある。

図８は、『図経衍義本草』の図例の一つとして細辛の図を示した。

以下に漢画像石から神農を見てみよう。

図９左上。神農が農作業のためか笠をかぶり蓑をきて、裸足、左手に鳳凰のひもを、右手に鋤をもち、月の中には兎（玉兎）がいる。下には牛（神農は牛首人身の生れ）が仙草をたべている。

中央の図は、牛（神農）が高い畑に坐り、まわりに穀物が生え、龍、鳳凰、麒麟の瑞獣がいる。

右上は『農書』にある図で、穀草のようなものをもち、従者のような者が土を耕している。

左下には神農が自ら鋤をもって土を耕し、右下の二人の人物は神農と倉頡（黄帝の臣、鳥の足跡をみて初めて文字を作ったという）が並び右の神農らしき人物は手に穀草をもっている。

図10は左上の羽人が仙草をもち、右上では、鳳凰が丹薬を口から出している。左下は、仙人が仙草をもち、右の図は嫦娥が月に逃げるという伝説を図化し、中にひきがえるが仙草をくわえようとしている。

図11は、神農の採薬図で、手に霊芝をもっている。神農は一日に何回となく採薬で薬草を吟味し、その毒で倒れている。神農はまた薬王として祀られ神農祭が行われる。

図12は河南省才城県域関鎮出土のもので羽人には羽根があり、やせている。軽

身作用の具現である。

図13は、西安、長安城遺跡で一九六六年発掘された前漢時代の羽人像。耳が大きく、羽根がある。耳が大きいのは老子もそうだが仙人の相であり羽人は仙人でもあるわけである。

図14は三尸の神名とその姿。

図15は符類で三尸符。身につける佩符、服用する呑符、描いてかざりお祈りする拝符等いろいろな使い方がある。

最後に古代の薬名は時代と共に変化し、現在のものと違っている事にも注意したい事をいいたい。

丹沙—丹砂、樊石—礬石、菊華—菊花、茲石—磁石、勺薬—芍薬、支子—梔子、零羊角—羚羊角、白頭公—白頭翁、呉公—蜈蚣、斑蘭—斑蝥、など。

おわりに

「表解」という作業を『神農本草経』について『素問』『霊枢』のように行った。

この作業はどなたでも受験勉強で「サブ・ノート」を作られたとおもうがほぼ同じようなものであると思っている。まず要点をつかみピックアップし、互に連携、対立している部分を見極め、組分け、整理する。こうする事でその主旨が判っきりとしてくるし、記憶の援けにもなる。「表解」して見る事は一度分解して組み直すことである。なお次の二書を追加しておきたい。

参考文献㉓『本草概説』は、中国・日本の本草書を、古代から近代まであますところなく詳細に解説・紹介しているもので「本草」の研究には欠かせない。

参考文献㉔は、『傷寒論』について、㉕は『本草経』について図解している（『傷寒論図説』原元麟、図⑯。『図経本草』下津玄知、図⑰）。図解することは表解と同じく、一度分解し、再構築・組立てることで、筆者の『素問』『霊枢』『神農本草経』と同じ路線といえるが、はるか昔に、全く新らしいアイデアでこれらについてなされていた事に驚きと、深い敬意を払わざるにおかれない。

『神農本草経』というからには、まず本草が中心で第一でなくてはならないが、実際には木草—薬草類は玉石類の次になっている。これも疑問がわく処だが、木草が冒頭にもあるように軽身、不老、延年、益気、明目等の不老長寿、現世利益のための書ともみるところから多分このようなものを書いて集めたのは薬物にくわしい方士だったとおもっている。方士には道家の思想があったから本書は道家の手にあったのではなかろうか。考えてみると玉石—金石—鉱物は不腐不朽で永遠の命があるが（殊に丹砂の固体↔液体の変化）、草木類は腐りやすく枯れ易い、つまり永い命はない事になる。そこで玉石類が重視されたのではないだろうか。しかしこの弊害はすさまじいものがあり、唐朝の六人の皇帝が命をおとすほどであり、この反省から漸次、草木等の植物が薬物として光を浴びることになる（一方では内丹という気が重視にもなるが）。『抱朴子』『千金方』などの丹類重視から明、清時代の植物類の研究——『本草綱目』のように代わってくる（揚金萍氏の所論、参考文献⑬⑭を参照）。

この『本草綱目』はこれまでの『本草書』の伝統を破り、日本の学者達にも大きな衝撃を与えた。しかしその内容から吉松東洞辺りの古方派から金元医学の範鋳と強く排斥をうける。しかしそれほどではないが古方派臨床家より本草研究派は、『傷寒論』や『神農本草経』を勘案し、自己の経験もふまえて、森立之などは『神農本草経』を書いたのではないだろうか。

いずれにしろ、『表解』という余り人が気にとめない、面倒くさいような処でもあるが、これを傍において頭の整理の手助けになってもらえたら幸いである。

なお薬数等は筆者がカウントしたもので、或いは齟齬があるかもしれない。もしあればおゆるし願いたい。

附　表

◆第1表　神農本草経系の刊行歴史

書　　名	著者名	時代	刊行年	西暦年	目録分類	薬数
神農本草経		後漢		220年以前		360
神農本草経	呉普	三国		220年頃	A	
名医別録	陶弘景	南北朝				
本草経集注	陶弘景	南北朝	大同2年	536	B	730①
新修本草	蘇敬等	唐	顕慶4年	659	B	850②
開宝新評定本草	劉輸等	北宋	開宝6年	673		
開宝重定本草	季昉等	北宋	開宝7年	974		967③
経史証類備急本草（証類本草）	唐慎微	北宋	元豊5年	1082年頃	B	1660③
大観経史証類備急本草	艾晟	北宋	大観2年	1108		
政和経史証類備急本草	曹忠和等	北宋	政和4年	1114		
本草衍義	冠宗奭	北宋	政和6年	1116	B	450④
図経衍義本草	（道蔵本）				B	
紹興校定経史証類備急本草	王継先等	南宋	紹興29年	1159		
重修政和経史証類備用本草	季杲	南宋	淳佑9年	1249	B	1746⑤
滇南本草	蘭茂	明		1450頃		506⑥
本草綱目	李時珍	明	隆慶6年	1578	C	1898⑦
本草綱目捨遺	趙學敏	清	乾隆30年	1765	C	727⑧
神農本草経	孫星衍	清	嘉慶4年	1799	B	357⑨
神農本草経	顧観光	清	道光24年	1844	A	365⑩
大和本草	貝原益軒（日）	江戸	寛永5年	1708	C	1362⑪
本草綱目啓蒙	小野蘭山（日）	江戸	享和3年	1803	C	⑫
神農本草経	森立之（日）	江戸	嘉永7年	1854	A	357⑬

目録分類
A：上・中・下薬（上品・中品・下品）
B：上（金石草木…）・中（同）・下薬（同）
C：上（水・金・草木）・中（同）・下薬（同）

薬数参考
①本草経集注、人民衛生出版、1994
②唐、新修本草、安徽科学出版、1981
③本草衍義、広文書局（台湾）、1981
④本草衍義、人民衛生出版、1990
⑤重修政和経史証類備用本草、南天書局（台湾）、1976
⑥滇南本草、雲南人民出版、1975
⑦本草綱目、商務印書（香港）、1974
⑧本草綱目捨遺、商務印書（香港）、1975
⑨神農本草経、集文書局（香港）、1971
⑩神農本草経、学苑出版、2002
⑪大和本草（有明書房）、1982
⑫日本科学全書 14・15 巻（朝日新聞社）、1978
⑬神農本草経、有明書房、1980

◆第２表　神農本草経の上・中・下薬

上薬	120 種	君	養命	応天	無毒	多服久服 不傷人	欲軽身益気不老 延年者
中薬	120 種	臣	養性	応人	無毒 有毒	斟酌 其宜	欲遏病補羸 者
下薬	125 種	佐使	治病	応地	多毒	不可久服	欲除寒熱邪気 破積聚愈疾者

遏＝止める

◆第３表　神農本草経　薬種

森立之

上薬（種）	中薬（種）	下薬（種）	計（種）
125	114	118	357

孫星衍

	上薬（種）	中薬（種）	下薬（種）	計
玉石類	18	14	9	41
草　類	74	48	49	171
木　類	20	17	19	56
人　類	1			1
獣　類	6	7	4	17
禽　類	2	2		4
虫魚類	10	17	18	45
果　類	5	1		6
米穀類	2	3	1	6
菜　類	5	3	2	10
	143	112	103	357
			不詳　1	

§ 上薬：五芝（赤黒青白黄紫芝）
　　　　五色石脂（青赤黄白黒）
　中薬：大豆、黄巻、赤小豆
　　　　烏賊魚骨
　下薬：粉錫錫鏡鼻
　　　　六畜毛蹄甲

◆第4表　『神農本草経』（森立之）

上薬(125)	玉泉	丹沙	水銀	空青	曽青	白青	扁青	石胆	雲母	朴消
	消石	樊石	滑石	紫石英	白石英	五色石脂	大一禹餘粮	禹餘粮	青芝	赤芝
	黄芝	白芝	黒芝	紫芝	赤箭	伏苓	松脂	柏実	箘桂	牡桂
	天門冬	麦門冬	朮	女萎	乾地黄	昌蒲	遠志	沢瀉	署豫	菊華
	甘草	人参	石斛	石龍芮	石龍蒭	落石	王不留行	藍実	景天	龍胆
	牛膝	杜仲	乾漆	巻柏	細辛	独活	升麻	茈胡	房葵	著実
	酸棗	槐実	枸杞	橘柚	奄閭子	薏苡子	車前子	蛇牀子	茵陳蒿	漏蘆
	兎絲子	白莫	白蒿	肉縦容	地膚子	析蓂子	茺蔚子	木香	蒺藜子	天名精
	蒲黄	香蒲	蘭草	雲実	徐長卿	茜根	営実	旋華	白兎藿	青蘘
	蔓荊実	秦椒	女貞実	桑上寄生	蕤核	辛夷	木蘭	楡皮	龍骨	牛黄
	麝香	髮髮	熊脂	石蜜	蠟蜜	蜂子	白膠	阿膠	丹雄雞	鴈肪
	牡蠣	鯉魚胆	蠡魚	蒲陶	蓬蔂	大棗	藕実	雞頭実	白瓜子	瓜蔕
	冬葵子	莧実	苦菜	胡麻	麻蕡					
中薬(114)	雄黄	雌黄	石鍾乳	殷孽	孔公孽	石流黄	凝水石	石膏	陽起石	慈石
	理石	長石	膚青	鉄落	当帰	防風	秦艽	黄耆	呉茱萸	黄芩
	黄連	五味	決明	勺薬	桔梗	乾薑	芎藭	蘼蕪	藁本	麻黄
	葛根	知母	貝母	栝樓	丹参	龍眼	厚朴	猪苓	竹葉	枳実
	玄参	沙参	苦参	続断	山茱萸	桑根白皮	松蘿	白棘	狗脊	萆解
	通草	石韋	瞿麦	敗醤	秦皮	白芷	杜若	蘗木	枝子	合歓
	衛矛	紫威	無夷	紫草	紫菀	白鮮	白薇	薇銜	枲耳	茅根
	百合	酸漿	蠡実	王孫	爵牀	王瓜	馬先蒿	蜀羊泉	積雪草	水萍
	海藻	仮蘇	犀角	零羊角	羖羊角	白馬茎	牡狗陰茎	鹿茸	伏翼	蝟皮
	石龍子	露蜂房	樗雞	蚱蟬	白彊蠶	木蝱	蜚蝱	蜚廉	桑螵蛸	䗪蟲
	蠐螬	蛞蝓	水蛭	海蛤	亀甲	鼈甲	鱓魚甲	烏賊魚骨	蟹	梅実
	蓼実	葱実	水蘇	大豆黄巻						
下薬(118)	青琅玕	礜石	代赭	鹵鹹	白悪	鉛丹	粉錫	石灰	冬灰	大黄
	蜀椒	莽草	郁核	巴豆	甘遂	亭歴	大戟	沢漆	芫華	蕘華
	旋復華	鉤吻	狼毒	鬼臼	萹蓄	商陸	女青	天雄	烏頭	附子
	羊躑躅	茵芋	射干	鳶尾	皂莢	練実	柳華	桐葉	梓白皮	恒山
	蜀漆	青葙	半夏	款冬	牡丹	防巳	巴戟天	石南草	女菀	地楡
	五加	沢蘭	黄環	紫参	雚菌	連翹	白頭公	貫衆	狼牙	藜蘆
	閭茹	羊桃	羊蹄	鹿藿	牛扁	陸英	白斂	白及	蛇全	草蒿
	雷丸	溲疏	薬実根	飛廉	淫羊藿	虎掌	莨菪子	欒華	蔓椒	藎草
	夏枯草	烏韭	蚤休	石長生	姑活	別羇	石下長卿	翹根	屈草	淮木
	六畜毛蹄甲	麋脂	豚卵	燕矢	天鼠矢	蝦蟆	石蠶	蛇蛻	呉公	馬陸
	蠮螉	雀甕	彼子	鼠婦	螢火	衣魚	白頸蚯蚓	螻蛄	蜣螂	盤蝥
	地胆	馬刀	貝子	杏核	桃核	苦瓠	水靳	腐婢		

◆第５表　『神農本草経』（森立之）薬効分類（上・中・下薬）

【軽身】

上薬	空青、曽青	白青、扁青	雲母、朴硝	消石、樊石
	滑石、紫石英	五色石脂、太一余糧	禹余糧、青芝	赤芝、黄芝
	白芝、黒芝	紫芝、赤箭	松脂、柏実	箘桂、牡蛎
	天門冬、麦門冬	朮、女萎	乾地黄、昌蒲	遠志、沢瀉
	署豫、菊華	甘草、人参	石斛、石龍芮	石龍蒭、落石
	王不留行、藍実	景天、龍胆	牛膝、杜仲	乾漆、巻柏
	細辛、独活	升麻、茈胡	房葵、蓍実	酸棗、枸杞
	奄閭子、薏苡子	車前子、蛇牀子	茵陳蒿、漏蘆	兎糸子、白莫
	白蒿、肉従容	地膚子、折蓂子	茺蔚子、蒺藜子	天名精、蒲黄
	蘭草、香蒲	雲実、徐長卿	旋華、蔓荊実	秦椒、女貞実
	桑上寄生、蕤核	半夏、楡皮	龍骨、熊脂	石蜜、蜂子
	白膠、防膠	鷹肪、蒲陶	蓬虆、大棗	藕実、鶏頭実
	白瓜子、冬葵子	莧実、苦菜	胡麻、麻蕡	
中薬	雄黄、雌黄	防風、決明	龍胆、猪苓	竹葉、枳実
	山茱萸、桑根白皮	秦皮、杜若	合歓、枲耳	蠡実、水萍
	犀角、零羊角	羖羊角、樗鶏	亀甲、蓼実	葱実、水蘇
下薬	礜石、蜀椒	天雄、飛廉	莨唐子、夏枯草	姑活、翹根
	屈草			

【飛行】

上薬	太一余糧、青芝			

【不老】

上薬	玉泉、水銀	空青、曽青	白青、扁青	石胆、樊石
	青芝、赤芝	黄芝、白芝	黒芝、紫芝	松脂、柏実
	箘桂、牡桂	天門冬、麦門冬	女萎、乾地黄	遠志、署豫
	菊華、石龍芮	落石、王不留行	龍胆、牛膝	杜仲、乾漆
	独活、升麻	蓍実、枸杞	奄閭子、車前子	茵陳蒿、漏蘆
	白蒿、地膚子	折蓂子、天名精	香蒲、蘭草	蔓荊実、女貞実
	辛夷、石蜜	蠟蜜、鷹肪	蒲陶、蓬虆	藕実、鶏頭実
	白瓜子、苦菜	胡麻、麻蕡		
中薬	雌黄、龍眼	猪苓、葱実	水蘇	
下薬	姑活、劉根	屈草		

【延(増)年】

上薬	空青、白青	石胆、雲母	樊石、滑石	紫石英、白石英
	五色石脂、禹余糧	青芝、赤芝	黄芝、白芝	黒芝、紫芝
	赤箭、茯苓	松脂、柏実	朮、沢瀉	署豫、菊華
	甘草、人参	石斛、石龍蒭	落石、王不留行	細辛、升麻
	酸棗、奄閭子	漏蘆、兎糸子	白莫、蒲黄	青蘘、秦椒
	辛夷、半夏	白膠、牡蛎	蒲黄、大棗	藕実、冬葵子
中薬	雌黄			
下薬	蜀椒、姑活			

【不飢】

上薬	玉泉、滑石	五色石脂、禹余糧	茯苓、柏実	麦門冬、朮
	昌蒲、沢瀉	薯実、青蘘	蕤核、楡皮	熊脂、石蜜
	蠟蜜、藕実	鶏頭実、白瓜子	莧実	
中薬	桑根白皮、亀甲	葱実、凝水石	長石	

【益気】

上薬	玉泉、丹砂	滑石(益精気)	白石英、五色石脂	赤箭、天門冬
	沢瀉、房葵	薏苡仁、菌陳蒿	漏蘆、兎糸子	蒲黄、蘭草
	青蘘、蕤核	蜂子、阿膠	鷹肪、蒲陶	莧実、苦菜
	胡麻			
中薬	五味、勺薬	知母、丹参	竹葉、枳実	続断、桑根白皮
	枲耳、酸醬	王瓜、羖羊角	白馬茎	
下薬	鹵鹹、巴戟天	五加、淫羊藿	屈草、水靳	

【通神明】

上薬	丹砂、白青	橘柚(通神)、蘭草	雲実、秦椒(通神)	桑上寄生(通神)
	龍骨、麻蕡			
中薬	乾薑、蘗蕪	龍胆、竹葉	水蘇	
下薬	鉛丹、熒火			

【明目】

上薬	丹砂、空青	白青、扁青	石胆、雲母	昌蒲、人参
	石龍芮、石龍蒭	落石、景天	細辛、茈胡	薯実、兎糸子
	折蓂子、茺蔚子	疾藜子、香蒲	蔓荊子、秦椒	桑上寄生、蕤核
	木蘭、鯉里胆	莧実		
中薬	石鍾乳、理石	長石、膚青	黄連、決明	玄参、苦参
	瞿麦、杜若	合歓、羖羊角	牡狗陰茎、伏翼	
下薬	鹵鹹、草蒿	劉根		

【補中益気】

上薬	牡桂、青芝（補中）	滑石（補不足）	紫石英（温中）	薯豫（補虚）
	人参（補五蔵）	石斛（補五蔵）、白莫	地膚子（補中益精）	茜根（補中）
	牛黄（補中）、石蜜	蠟蜜、白膠	藕実（補中）、麻蕡	兎糸子（補不足）
	胡麻（補虚）			
中薬	五味（羸痩）	知母（補不足）	括樓（補虚）	沙参（補中）
	苦参（補中）	続断（補不足）	山茱萸（温中）	桑根白皮（補虚）
	紫草、茅根	百合、樗鶏（補中）	露蜂房、黄耆（補虚）	竹葉（補虚）
	玄参（補腎）			
下薬	旋復華（補中）	附子（温中）	巴戟天（補中）	藋蘭（温中）
	淮木（癃羸）			

【安神】

上薬	黄芝、白芝	黒芝、紫芝	薯豫（除邪気）	牡蛎（邪気）
	藕実（養神）			
中薬	石膏（除邪気）			
下薬	白微（邪気）			

【耳目聡明】

上薬	沢瀉、薯豫	漏蘆、白蒿	地膚子、香蒲	青嚢、鶏頭実
中薬	枲耳			

【神仙】

上薬	玉泉、水銀	石胆、朴硝	太一余糧、青芝	黄芝、蒲黄
	鶏頭実			
中薬	雄黄			

【安魂魄・安精神】

上薬	玉泉、丹砂	空青、扁青	青芝、白芝(安魂)	紫芝、茯苓
	松脂(安五蔵)、箘桂	石斛(虚労)	茈胡(養精)	酸棗(安五蔵)
	雲実(辟邪)	徐長卿(辟邪)	女貞実、楡皮(徐邪)	雲母(安五蔵)
中薬	石鐘乳(安五蔵)			
下薬	桃核(辟不詳)			

【積聚】

上薬	曽青、扁青	朴硝、乾地黄	茈胡、疾藜子	熊脂
中薬	凝水石、理石	勺薬、麻黄	丹参、玄参	䗪虫、水蛭
	亀甲、鼈甲	鯉魚		
下薬	大黄、巴豆	甘逐、亭歴	大戟、蕘萃	狼毒、天雄
	烏頭、附子	鳶尾、蜀漆	牡丹、石南草	紫参、白頭公
	地胆、桃核	羊桃、虎掌	天鼠失、蝦蟆	馬陸

【殺三虫】

上薬	白青、天冬門	薏苡子、麝香		
中薬	桂石、長石	呉茱萸、蘼蕪	山茱萸、無夷	厚朴、蚱蟬
下薬	粉錫、萹蓄	射干、練実	桐葉、梓白皮	青箱、貫衆
	雷丸、蚤休	呉公	彼子、白頸蚯蚓	

【殺蠱】

上薬	藍実、龍胆	升麻、菌草	雲実、徐長卿	白兎藿、麝香
	蜂子、瓜带			
中薬	長石、膚青	蘼蕪、猪苓	衛矛、紫菀	犀角、白馬茎
	露蜂房、衛矛			
下薬	礜石、鹵鹹	巴豆、大戟	芫萃、鉤吻	狼毒、鬼臼
	女青、蔦尾	蜀漆、石南草	黄環、連翹	藜蘆、鹿藿
	石下長卿、六畜毛蹄甲		豚卵、燕矢	蠮螉、鼠婦
	白頸蚯蚓、盤蝥	莽草(殺虫魚)、巴豆(殺虫魚)		芫萃(殺虫魚)

【鬼注伏尸】

上薬	天門冬、石龍芻	藍実、升麻(殃鬼)	房葵(狂走)	菌草 (辟不祥)
中薬	蘼蕪、馬先蒿			
下薬	礜石、粉錫	鉤吻、鬼臼	女青、鳶尾	皂莢(殺鬼)、黄環
	蜀漆、石長生(鬼気)	雀甕、白頸蚯蚓	盤蝥、脉卵	

【殺白虫】

上薬	蔓荊実
中薬	蠡実
下薬	狼牙

【殺長虫】

上薬	乾漆
下薬	雚菌、白頸蚯蚓

【殺蟯虫】

上薬	甘草
下薬	雚菌

【殺蝨虫】

上薬	水銀(皮中虫)
中薬	雌黄
下薬	牛扁(牛蝨)、草蒿

【殺蛭虫】

中薬	蓼実

【殺小虫】

上薬	天名精
下薬	牛扁、藎草

【殺疥虫】

中薬	羖羊角

【殺虫魚禽獣】

下薬	蕘華、狼毒	烏頭、呉公	馬刀

【強骨長肌肉】

上薬	玉泉、樊石	乾地黄、薯豫	乾漆、枸杞	木香、牡蛎
中薬	石流黄、枳実	続断、蠡実	零羊角、白馬茎	
下薬	鹵鹹、天雄			

【利関節】

上薬	空青、曽青	白青、紫芝	牡蛎、石龍芮	蛇牀子、旋華
中薬	石鐘乳、通草			

【黄疸】

上薬	茜根、茵陳蒿	
中薬	黄芩、苦参	蘗木、白鮮
下薬	柳華	

【強志】

上薬	白芝、熊脂	石蜜、蠟蜜	蒲陶、蓬蔂	鶏頭実
	鯉里胆（益志）	杜仲、白馬茎		
中薬	桑根白皮、枲耳	鹿茸、樗鶏		
下薬	淫羊藿、莨菪子			

【不忘】

上薬	昌蒲、遠志	龍胆
中薬	通草	

【利九竅】

上薬	細辛、蔓荊子	大棗、石鐘乳	孔公孽、黒芝
中薬	紫草、通草	皂莢	
下薬	紫参、参草		

【頭不白】

上薬	藍実
下薬	蜀椒

【止病】

上薬	牛膝(膝病)、独活	龍骨、石蜜	鶏頭実、車前子	奄閭子(諸病)
中薬	防風、秦艽	黄耆、呉茱萸	芍薬、慈石	白棘、狗脊
	敗醬、薇銜	王孫、爵牀		
下薬	附子、白斂	茵芋、別羈		

【邪気】

上薬	甘草		
中薬	石韋、蕪夷	水蘇	
下薬	姑活、茵芋	蜀漆、青葙	紫参、石下長卿

【殺鬼】

中薬	衛矛、犀角	
下薬	商陸	

【結気】

中薬	仮蘇、茅根	石龍子
下薬	亭歴、石蠶	

【利水】

上薬	楡皮、髪髲	瓜帯	
中薬	酸棗		
下薬	郁核、甘逐	沢瀉、防已	夏枯草、石蠶

【陰萎】

中薬	陽起石、牡狗陰茎
下薬	陸英

【顎下核】

中薬	海藻

【耳聾】

中薬	慈石

【安胎】

上薬	白膠、阿膠

【安心（開心）】

上薬	人参
中薬	零羊角、羖羊角

【益智】

上薬	龍眼

【消渇】

上薬	枸杞

【安五臓】

上薬	乾漆、香蒲
中薬	紫菀

【益精】

上薬	肉従容、折蓂子	充蔚子、茈胡
中薬	杜若	
下薬	水靳	

【瘀血】

上薬	龍骨
中薬	茅根、王瓜
下薬	牡丹

◆第６表　三虫（三尸）

雲笈七籤

	居　　住	名	色	人　　害
上虫	上丹田（脳宮）	彭琚	白青	人の智力低下、思考減退
中虫	中丹田（明堂）	彭質	白黄	金欲、喜怒、気を乱し、正常を失う
下虫	下丹田（腹胃）	彭矯	白黒	よいもの着たがり、酒色、精を費す

太上除三尸九虫保生経（道蔵）

	名	幼名	人　　害
上尸	彭琚	呵呵	泥丸丹田を攻め、頭脳、耳目を侵し短命にする
中尸	彭質	作子	味を好み、心臓に巣くい、健忘とし、体力を失わせて短命にする
下尸	彭矯	季細	足や腎にいて、百病をおこし、腎精を費させ早死させる

◇第７表　『神農本草経』の薬効数と順位（森立之）

薬効名	数	%
軽身	135	37.8
不老	64	17.0
延(増)年	51	13.9
殺蠱	47	12.8
明目	44	12.0
益気	43	11.7
積聚	41	10.9
補中益気	39	10.4
不餓	26	6.9
殺三虫	25	6.8
止痛	23	6.3
鬼注伏尸	22	6.0
安魂魄	20	5.4
通神明	16	3.8
強骨長肌肉	16	3.8
強志	16	3.8
利九竅	11	3.0
神仙	10	2.7
利関節	10	2.7
邪気	10	2.7

◇第８表　『神農本草経』（孫星衍）

上薬	玉石(18)	丹沙	雲母	玉泉	石鍾乳	涅石	消石	朴消	滑石	石胆	空青
		曽青	禹餘糧	太乙餘糧	白石英	紫石英	五色石脂	白青	扁青		
	草(74)	昌蒲	鞠華	人参	天門冬	甘草	乾地黄	朮	兎絲子	牛膝	充蔚子
		女萎	防葵	茈葫	麦門冬	独活	車前子	木香	署豫	薏苡仁	沢瀉
		遠志	龍胆	細辛	石斛	巴戟天	白英	白蒿	赤箭	奄閭子	析蓂子
		蓍実	赤黒青白黄紫芝		巻柏	藍実	芎藭	蘼蕪	黄連	絡石	蒺藜子
		黄耆	肉松容	防風	蒲黄	香蒲	続断	漏蘆	営実	天名精	決明子
		丹参	茜根	飛廉	五味子	旋華	蘭岬	蛇牀子	地膚子	景天	因陳
		杜若	沙参	白兎藿	徐長卿	石龍芻	薇銜	雲実	王不留行	升麻	青蘘
		姑活	別羈	屈岬	淮木						
	木(20)	牡桂	菌桂	松脂	槐実	枸杞	柏実	伏苓	楡皮	酸棗	蘗木
		乾漆	五加皮	蔓荊実	辛夷	桑上寄生	杜仲	女貞実	木蘭	蕤核	橘柚
	人(1)	髪髲									
	獣(6)	龍骨	麝香	牛黄	熊脂	白膠	阿膠				
	禽(2)	丹雄雞	鴈肪								
	虫魚(10)	石蜜	蜂子	蜜臘	牡蠣	亀甲	桑螵蛸	海蛤	文蛤	蠡魚	鯉魚胆
	果(5)	藕実茎	大棗	葡萄	蓬蘽	雞頭実					
	米穀(2)	胡麻	麻蕡								
	菜(5)	冬葵子	莧実	瓜帯	瓜子	苦菜					

中薬	玉石(14)	雄黄	石流黄	雌黄	水銀	石膏	慈石	凝水石	陽起石	孔公孽	殷孽
		鉄精落	理石	長石	膚青						
	草(48)	乾薑	枲耳実	葛根	括樓	苦参	当帰	麻黄	通草	芍薬	蠡実
		瞿麦	元参	秦茸	百合	知母	貝母	白茝	淫羊藿	黄芩	狗脊
		石龍芮	茅根	紫菀	紫草	敗醬	白鮮皮	酸醬	紫参	藁本	石韋
		萆薢	白薇	水萍	王瓜	地楡	海藻	沢蘭	防己	款冬華	牡丹
		馬先蒿	積雪草	女菀	王孫	蜀羊泉	爵牀	仮蘇	翹根		
	木(17)	桑根白皮	竹葉	呉茱萸	巵子	蕪荑	枳実	厚朴	秦皮	秦茮	山茱萸
		紫葳	豬苓	白棘	龍眼	松蘿	衛矛	合歓			
	獣(7)	白馬茎	鹿茸	牛角䚡	羖羊角	狗陰茎	麢羊角	犀角			
	禽(2)	燕屎	天鼠屎								
	虫魚(17)	蝟皮	露蜂房	鼈甲	蟹	柞蟬	蠐螬	烏賊魚骨	白僵蠶	鮀魚甲	樗雞
		活蝓	石龍子	木䖟	蜚䖟	蜚廉	䗪蟲	伏翼			
	果(1)	梅実									
	米穀(3)	大豆黄巻赤小豆		粟米	黍米						
	菜(3)	蓼実	葱実䪥	水蘇							
下薬	玉石(9)	石灰	礜石	鉛丹	粉錫錫鏡鼻	代赭石	戎鹽	白堊	冬灰	青琅玕	
	草(49)	附子	烏頭	天雄	半夏	虎掌	鳶尾	大黄	亭歴	桔梗	莨蕩子
		艸蒿	旋覆花	藜蘆	鉤吻	射干	蛇合	恆山	蜀漆	甘遂	白斂
		青葙子	雚菌	白及	大戟	沢漆	茵芋	貫衆	蕘華	牙子	羊躑躅
		商陸	羊蹄	萹蓄	狼毒	白頭翁	鬼臼	羊桃	女青	連翹	閭茹
		烏韭	鹿藿	蚤休	石長生	陸英	藎艸	牛萹	夏枯艸	芫華	
	木(19)	巴豆	蜀茮	皁莢	柳華	楝実	郁李仁	莽艸	雷丸	桐葉	梓白皮
		石南	黄環	溲疏	鼠李	薬実根	欒華	蔓茮	桃核仁	杏核仁	
	獣(4)	豚卵	麋脂	鼺鼠	六畜毛蹄甲						
	虫魚(18)	蝦蟇	馬刀	蛇蛻	邱蚓	蠮螉	呉蚣	水蛭	班苗	貝子	石蠶
		雀甕	蜣螂	螻蛄	馬陸	地胆	鼠婦	熒火	衣魚		
	米穀(1)	腐婢									
	菜(2)	苦瓠	水斳								
	不詳(1)	彼子									

◆第9表　『神農本草経』の上、中、下薬の主要薬効数（孫星衍）

	薬種	数	軽身	不(耐)老	延(増)年	不飢	養気	通神明	明目	耳目聡明	神仙	飛行	養精神	計
上薬	玉石	18	14	8	9	6	4	1	3		5	1	2	53
	草	73	54	32	27	8	14	3	14	8	3		1	164
	木	20	13	9	4	4	4	3	5	1				43
	人	1												
	獣	6	4		2	1	1	1						9
	禽	2	1	1		1	1							4
	虫魚	10	3	3	1	3	3				1			14
	果	5	5	4	4	1	1			1	1			17
	米穀	2	2	2			1	1			1			7
	菜	5	5	3	1	3	3		1					16
中薬	玉石	14	2	2	1	2			2		2			11
	草	48	5	2			7		5	2				21
	木	17	9	2		1	2	1	3	1				19
	獣	7	2						2					4
	禽	2		1	1		2							4
	虫魚	17	1						1					2
	果	1												
	米穀	3												
	菜	3	2	1					1	1				5
下薬	玉石	9					1	1						2
	草	49	3				2		1					6
	木	17	1											1
	獣	4												
	虫魚	18							1					1
	米穀	1												
	菜	3					1							1
計			126	70	50	30	47	11	39	14	13	1	3	403
%			31.3	17.4	12.4	7.4	11.7	2.7	9.6	3.5	3.2	0.3	0.7	

◇第10表 『神農本草経』の「積聚」「対虫類」の表（孫星衍）

	薬種	数	積聚	殺三虫	殺蠱	鬼注伏戸	去白虫	去長虫	去蝨	去蟯虫	殺悪虫	殺小虫	殺蛭虫	殺虫魚
上薬	玉石	18	3	1										
	草	73	4	2	5									
	木	20					1	1						
	人	1												
	獣	6	2	1	1	1								
	禽	2												
	虫魚	10												
	果	5												
	米穀	2												
	菜	5			1									
中薬	玉石	14	1	2			1		2					
	草	18	1		1		1				1			
	木	17		4	1							1		
	禽	7	1		4									
	虫魚	17	1	1	1									
	果	1												
	米穀	3												
	菜	3											1	
下薬	玉石	9		1	2	1								
	草	49	5	5	10		1	1		1	1	1		1
	木	17		1	7									1
	獣	4				2								
	虫魚	18												
	米穀	1												
	菜	3		1	1	1								

◆第11表　軽身作用のある薬物（孫星衍）

			計
上品	玉石	雲母、涅石、消石、朴消、滑石、空青、曽青、禹余糧、太乙余糧、白石英、紫石英、五色石脂、白青、扁青	14
	草	菖蒲、蘜華、人参、天門冬、甘草、乾地黄、朮、兎糸子、牛膝、充蔚子、女萎、防葵、茈胡、麦門冬、独活、車前子、薯豫、薏苡仁、沢瀉、遠志、龍胆、細辛、石斛、白英、白蒿、赤箭、奄閭子、折蓂子、耆実、赤芝、黒芝、青芝、白芝、黄芝、紫芝、巻柏、藍実、絡石、蒺藜子、肉松容、防風、蒲黄、香蒲、天名精、決明子、飛廉、旋華、蘭草、蛇牀子、地膚子、景天、因陳、杜若、徐長卿、雲実、黄連、王不留行、始活、屈草	59
	木	牡桂、菌桂、松脂、枸杞、柏実、楡皮、酸棗、乾漆、蔓荊子、桑上寄生、杜仲、女貞実、蕤核	13
	獣	龍骨、熊脂、白膠、阿膠	4
	禽	鷹肪	1
	虫	石蜜、蜂子、亀甲	3
	果	藕実茎、蒲萄、蓬蘽、鶏頭実	4
	米穀	胡麻、麻蕡	2
	菜	冬葵子、莧実、瓜蒂、瓜子、苦菜	5
中品	玉石	雄黄、雌黄	2
	草	枲耳実、蠡実、石龍芮、水萍、翹根	5
	木	桑白皮、竹葉、枳実、秦皮、秦茮、山茱萸、猪苓、龍眼、合歓	9
	禽	羖羊角、犀角	2
	虫魚	樗鶏	1
	菜	蓼実、水蘇	2
下品	草	天雄、莨蕩子、夏枯草	3
	木	蜀茮	1

◆第12表　不老（耐老）作用がある薬物（上品）（孫星衍）

										計
玉石上品	丹砂	玉泉	涅石	石胆	空青	曽青	白青	扁青		8
草上品	鞠華	乾地黄	兎糸子	牛膝	女萎	麦門冬	独活	車前子	遠志	27
	龍胆	白蒿	奄閭子	折蓂子	著実	五芝	絡石	香蒲	漏蘆	
	天名精	蘭草	地膚子	因陳	王不留行	升麻	青蘘	始活	屈草	
木上品	牡桂	菌桂	松脂	枸杞	乾漆	蔓荊子	辛夷	杜仲	女貞実	9
虫上品	石蜜	蜂子	蜜蠟							3
禽上品	鷹肪									1
果上品	蒲実茎	葡萄	鶏頭実	蓬蘽						4
米穀上品	胡麻	麻蕡								2
菜上品	瓜蒂	瓜子	苦菜							3

◆第13表　延年（増年）作用がある薬物（上品）（孫星衍）

										計
玉石上品	雲母	涅石	滑石	石胆	空青	禹余糧	紫石英	五色石脂	白青	9
草上品	菖蒲	鞠華	人参	天門冬	甘草	朮	薯豫	沢瀉	細辛	22
	石斛	白英	白蒿	赤箭	石斛	白英	白蒿	赤箭	奄閭子	
	五芝	絡石	蒲英	漏蘆	石龍蒭	王不留行	青蘘	始活		
木上品	松脂	柏実	酸棗	辛夷						4
獣上品	龍骨	白膠								2
虫上品	牡蛎									1
果上品	蒲実茎	大棗	葡萄	鶏頭実						4
菜上品	冬葵子									1

◆第14表　不飢作用がある薬物（上品）（孫星衍）

										計
玉石上品	丹砂	玉泉	滑石	禹余糧	太乙余糧	五色石脂				6
草上品	朮	薯蕷	沢瀉	麦門冬	蓍実	旋華	青蘘			7
木上品	柏実	茯苓	楡皮	蕤核						4
獣上品	熊脂									1
禽上品	鷹肪									1
虫上品	石蜜	蜜蠟	亀甲							3
果上品	藕実茎									1
菜上品	莧実	瓜蔕	瓜子							3

◆第15表　益気作用がある薬物（上品）（孫星衍）

										計
玉石上品	丹砂	玉泉	白石英	五色石脂						4
草上品	天門冬	防葵	薏苡仁	巴戟天	赤箭	蓍実	紫芝	蒲黄	続断	14
	漏蘆	丹参	蘭草	因陳	漏蘆	丹参	蘭草	因陳	屈草	
木上品	牡蛎	柏実	五加皮	蕤核						4
獣上品	阿膠									1
禽上品	鷹肪									1
虫上品	蜂子	蜜蠟	鯉魚胆							3
果上品	蒲萄									1
米穀上品	胡麻									1
菜上品	瓜蔕	瓜子	苦菜							3

◇第16表　明目作用がある薬物（上品）（孫星衍）

										計
玉石上品	雲母	石鐘乳	空青							3
草上品	菖蒲	人参	兎糸子	充蔚子	細辛	蓍実	青芝	黄連	絡石	14
	蒺藜子	香蒲	景天	杜若	蒺藜子	香蒲	景天	杜若	茈胡	
木上品	蔓荊子	辛夷	桑上寄生	木蘭	蕤核					5
虫魚上品	鯉魚胆									1
菜上品	莧実									1

◇第17表　耳目聡明作用がある薬物（上品）（孫星衍）

										計
草上品	薯豫	沢瀉	遠志	白蒿	漏蘆	地膚子	石龍蒭	青囊		8
木上品	柏実									1
果上品	鶏頭実									1

◇第18表　神仙作用がある薬物（上品）（孫星衍）

										計
玉石上品	丹砂	玉泉	朴消	石胆	太乙余糧					5
草上品	玉芝	蒲英								2
果上品	鶏頭実									1
米穀上品	麻蕡									1

◇第19表　軽身作用がある中品、下品（孫星衍）

										計
中品	雄黄	雌黄	枲耳実	蠡実	石龍芮	水萍	翹根	桑根白皮	竹葉	22
	枳実	秦皮	秦茮	山茱萸	猪苓	龍眼	枲耳	合歓	羖羊角	
	犀角	樗鶏	蓼実	水蘇						
下品	天雄	莨蕩子	夏枯草	蜀茮						4

◆第20表　薬猟と『本草集注』和田萃、『史林』61(3)：S 53(1)

効用／草木名	軽身	不老	延年	神仙	増年(延年)	安魂魄	養神	不飢	通神	益気	頭不白
青芝	○	○	○	○							
赤芝	○	○	○	○							
黄芝	○	○	○	○							
白芝	○	○	○	○							
黒芝	○	○	○	○							
紫芝	○	○	○								
赤箭	○				○						
茯苓					○	○	○	○			
松脂	○	○	○								
栢実	○	○	○					○			
菌桂	○	○									
牡桂	○	○							○		
桂		○		○							
天門冬	○				○			○		○	
麦門冬	○	○						○			
朮	○				○			○			
女萎	○	○									
黄精	○		○					○			
生地黄	○	○									
菖蒲	○		○								
遠志	○	○			○						
沢瀉	○		○					○			
薯蕷	○				○			○			
菊花	○	耐老			○						○
甘草	○		○								
人参	○				○						
石斛	○		○								
石龍芮	○	○									
石龍蒭	○				○						
絡石	○	○	○						○		
千歳虆	○	耐老						○	通神明		
王不留行	○	耐老			増寿						
藍実	○										○
景天	○	○							○		
龍胆	○	耐老									
牛膝	○	耐老									
杜仲	○	耐老									
乾膝	○	耐老									
巻栢	○										
細辛	○				長年						
独活	○	耐老									

『本草集注巻三』草木上品にみえる神仙思想関連項目

◆第 21 表　薬猟と『本草集注』『史林』61(3)：S53(2)

効用 草木名	軽身	不老	延年	神仙	増年 (延年)	安魂魄	養神	不飢	通神	益気	頭不白
升麻	○				長年						
茈胡	○										
防葵	○										
耆実	○	○						○			
酸棗	○		○								
槐実			○								○
枸杞	○	○									
蘇合香	○				長年						
橘柚	○				長年				○		
菴閭	○	○	○	○							
薏苡子	○										
車前子	○	耐老									
蛇床子	○										
漏蘆	○	○	○								
菟絲子	○		○								
白莫	○		○								
白蒿	○	○									
肉縦	○										
地膚子	○	耐老									
忍冬	○		益寿		長年						
折蓂子	○	○									
茺蔚子	○										
木香	○			到神仙							
蒺藜子	○										
天名精	○	耐老									
蒲黄	○		○	○						○	
蘭草	○	○							通神名	○	
雲実	○		益寿						通神名		
徐長卿	○									○	
茜根	○									益精気	
営実	○									○	
施花	○							○			
青嚢		○	増寿					○			
蔓荊実	○	耐老									
秦椒	○				○				○		
女貞実	○	○									
桑上寄生	○								○		
蕤核	○							○		○	
辛夷	○				○						
楡皮	○							○			

◆第22表　薬猟と『本草集注』和田萃、『史林』61(3)：S 53

人物名	時代・出自	服用した薬物	備　考
偓佺	帝堯の時代	松の実	当時、これを服用した人々は、みな、200～300歳に達した
関令尹	周	胡麻の実	
涓子	斉国の人	朮	300歳に達したとき、斉国に姿をあらわす
呂尚	周	沢芝・地衣・石髄	屍解仙となる
務光	夏	菖蒲や韮の根	400歳以上、生きる
彭祖	殷の大夫	肉桂・霊芝	800歳以上、生き、のち天仙となる
卭疏	周の封史	石鐘乳	数百歳生きる
陸通	楚	櫨の実・蕪菁の種	同　上
范蠡	周	肉　桂	百余歳生きる
桂父	象林（後の林邑）の人	肉桂と葵を亀の脳であえる	数百歳生きる
任光	蔡の人	丹砂をねり丸薬とする。	同　上
赤須子	秦の人	松の実・天門冬・石脂	行方知れずになる（地仙・天仙）
犢子	鄭の人	松の実・茯苓	数百歳生きる
主桂	（不明）	飛雪（丹砂の極上品）	天仙となる
鹿皮公	淄川の人	芝　草	百余歳以上、生きる
昌容	殷王の女	梅の根	数百歳生きる
谿父	南郡の人	瓜の種に、肉桂・附子・蒿苣の種をまぜ、練る。	百余歳以上、生きる
山図	隴西の人	地黄・当帰・羌活・独活・苦参の粉末	軽　身
文賓	太丘郷の人	菊花・帯木の種、桑の木に寄生する松の実	数百歳生きる
商丘子胥	高邑の人	朮・菖蒲の根	同　上
赤斧	巴戎の人	丹砂と消石を併用	同　上
陵陽子明	銍郷の人	五色脂	
玄俗	河間の人	巴豆や雲母を丸薬とする	数百歳生きる

◆第 23 表 「千金翼方」目録に見る薬種数と分類

<table>
<tr><th></th><th></th><th></th><th colspan="2">計</th></tr>
<tr><td rowspan="3">玉石部</td><td>上品</td><td>22</td><td colspan="2" rowspan="3">82</td></tr>
<tr><td>中品</td><td>29</td></tr>
<tr><td>下品</td><td>31</td></tr>
<tr><td rowspan="6">草　部</td><td>上品之上</td><td>40</td><td rowspan="2">78</td><td rowspan="6">247</td></tr>
<tr><td>上品之下</td><td>38</td></tr>
<tr><td>中品之上</td><td>37</td><td rowspan="2">76</td></tr>
<tr><td>中品之下</td><td>39</td></tr>
<tr><td>下品之上</td><td>25</td><td rowspan="2">93</td></tr>
<tr><td>下品之下</td><td>68</td></tr>
<tr><td rowspan="3">木　部</td><td>上品</td><td>27</td><td colspan="2" rowspan="3">101</td></tr>
<tr><td>中品</td><td>29</td></tr>
<tr><td>下品</td><td>45</td></tr>
<tr><td colspan="2">人獣部</td><td>56</td><td colspan="2">56</td></tr>
<tr><td colspan="2">虫魚部</td><td>71</td><td colspan="2">71</td></tr>
<tr><td colspan="2">果　部</td><td>28</td><td colspan="2">28</td></tr>
<tr><td colspan="2">菜　部</td><td>37</td><td colspan="2">37</td></tr>
<tr><td colspan="2">米穀部</td><td>28</td><td colspan="2">28</td></tr>
<tr><td colspan="2">有名未用</td><td>196</td><td colspan="2">196</td></tr>
<tr><td colspan="2">唐本退</td><td>20</td><td colspan="2">20</td></tr>
<tr><td></td><td></td><td>総計</td><td colspan="2">866</td></tr>
</table>

巻一：採薬時節
　　　薬名
　　　薬出州土
　　　用薬処方

◇第24表

千金翼方目録
唐 逸士 孫思邈 撰
○巻之一
採藥時節　藥名　藥出州土
用藥處方　治風藥品　濕痺腰脊藥品
攣急嚲曳藥品　身瘙痒藥品　驚癇藥品
鬼魅藥品　蠱毒藥品　痰實藥品
固冷積聚腹痛腸堅藥品　腹痛脹滿嘔吐藥品
胸脅滿藥品　補五臓藥品　益氣藥品
長陰陽益精氣藥品　補骨髓藥品
長肌肉藥品　堅筋骨藥品　陰下濕痒藥品
消渇藥品　消食藥品　淋閉藥品
利小便藥品　止小便利藥品　明目藥品
止涙藥品　目赤痛藥品　霍亂轉筋藥品
腸痔藥品　鼠瘻并痔藥品　三蟲藥品
益肝膽藥品　補養心氣藥品　補養腎氣藥品
補脾藥品　欬逆上氣藥品　下氣藥品
下部䘌藥品　崩中下血藥品　女人血閉藥品
女人寒熱疝瘕漏下藥品　産難胞衣不出藥品
女人陰冷腫痛藥品　陰蝕瘡藥品
傷寒温疫藥品　健忘藥品　通九竅藥品
下部痢藥品　虚損洩精藥品
唾粘如膠并唾血藥品　吐血藥品
下血藥品　衂血藥品　尿血藥品
耳聾藥品　止汗藥品　出汗藥品
堅齒藥品　癰腫藥品　惡瘡藥品

熱極喘口舌焦乾藥品　利血脉藥品
失魂魄藥品　悦人面藥品　口瘡藥品
脚弱疼冷藥品
○巻之二
玉石部上品二十二味
玉泉　玉屑　丹砂　空青　緑青
曾青　白青　扁青　石膽　雲母
石鍾乳　朴消　消石　芒消　礬石
滑石　紫石英　白石英　五石脂　太一餘粮
石中黄子　禹餘粮
玉石部中品二十九味
金屑　銀屑　水銀　雄黄　雌黄
殷孽　孔公孽　石腦　石硫黄　陽起石
凝水石　石膏　磁石　玄石　理石
長石　膚青　鐵落　鐵　生鐵
剛鐵　鐵精　光明鹽　緑鹽　密陀僧
桃花石　珊瑚　石花　石牀
玉石部下品三十一味
青琅玕　礜石　特生礜石　握雪礜石
方解石　蒼石　土陰孽　代赭　鹵鹹
大鹽　戎鹽　白堊　鉛丹　粉錫
錫銅鏡鼻　銅弩牙　金牙　石灰
冬灰　鍛竈灰　伏龍肝　東壁土　紫鉚騏驎竭
硇砂　薑石　赤銅屑　銅鑛石　白瓷瓦屑
烏古瓦　石鷰　梁上塵
草部上品之上　四十味

千金翼方目録　一

◆第25表

◆第26表

地漿　敗蒲席　敗船茹　敗鼓皮　屋遊
赤地利　赤車使者　劉寄奴　三白草
牽牛子　豬膏苺　紫葛　蓖麻子葉附
蓬草　格注草　獨行根　狗舌　烏斂
狶薟　狼毒　鬼臼　蘆根　甘蕉根
萹蓄　酢漿草　蔄實　蒲公草　商陸
女青　水蓼　角蒿　昨葉何草
白附子　鶴虱　甑帶灰　屐屧鼻繩
故麻鞋底　雀麥　筆頭灰
木部上品二十七味
茯苓茯神附　琥珀　松脂實葉節根等附　柏實葉皮等附
菌桂　牡桂　桂　杜仲　楓香脂皮附
乾漆生漆附　蔓荊實　牡荊　女貞實　桑上寄生
蕤核　五加皮　沈香薰陸香詹糖香雞舌香楓香等附藿香
檗木根附　辛夷　木蘭　榆皮花附　酸棗
槐實枝皮等附　楮實葉皮莖附　枸杞　蘇合香
橘柚
木部中品二十九味
龍眼　厚朴　豬苓　篁竹葉根實附
淡竹葉瀝皮等附茹筍　枳實　山茱萸　吳茱萸根附
秦皮　梔子　檳榔　合歡　秦椒
衛矛　紫葳莖葉附　蕪荑　食茱萸　椋子木
每始王木　折傷木　茗苦搽
桑根白皮五木耳等附　松蘿　白棘　棘刺花實附
安息香　龍腦香　菴摩勒　毗梨勒
木部下品四十五味

千金翼方　目錄

黃環　石南實附　巴豆　蜀椒　莽草
郁李人根附　鼠李根附　欒華　杉材　楠材
榧實　蔓椒　釣樟根皮　雷丸
溲疏　櫸樹皮　白楊　水楊葉　欒荊
小檗　莢蒾　釣藤　藥實根　皂莢
楝實根附　柳華子附　桐葉花附　梓白皮葉附　蘇方木
接骨木　枳椇　木天蓼　烏臼木　赤瓜木實附
訶梨勒　楓柳皮　賣子木　大空　紫真檀
椿木葉樗木附　胡椒　橡實　無食子
楊櫨木　槲若皮附
人獸部五十六味
髮髲　亂髮　人乳汁　頭垢　屎溺
龍骨白龍骨齒角等附　牛黃　麝香　馬乳
牛乳　羊乳　酥　熊脂　白膠
阿膠　醍醐　底野迦　酪　犀角
羚羊角　羖羊角髓腦肉骨等附　牛角鰓髓膽心肝齒腎肉等附
白馬莖眼蹄齒心肺肉骨等附　狗陰莖膽心腦齒血肉等附　鹿茸角骨髓肉等附
麞骨肉髓齒等附　虎骨膏肉等附　豹肉　狸骨肉陰莖等附
兔頭骨腦肝肉等附　六畜毛蹄甲　鼺鼠
麋脂角附　豚卵蹄足心腎膽齒骨肉等附　鼹鼠　獺肝肉附
狐陰莖五藏腸屎等附　猯膏肉胞等附　野豬黃　驢屎尿乳軸等附
豺皮　丹雄雞肉膽血肪腸肝羽骨等附　白鵝膏毛肉等附
鶩肪白鴨屎附　鴈肪　鷓鴣　雉肉　鷹屎白
雀卵腦頭血屎等附　鸛骨　雄鵲　鴝鵒
鷰屎　孔雀　鸕鷀屎頭附　鴟頭

卷之四　三

◇第27表

◆第28表

黄護草　呉唐草　天雄草　雀醫草　木甘草
益決草　九熟草　兌草　酸草　異草
灌草　茈草　莘草　勤草　英草華
呉葵華　封華　北荇華　隩華　排華
節華　徐李　新雉木　合新木　俳蒲木
遂陽木　學木核　木核　栒核　荻皮
桑莖實　滿陰實　可聚實　讓實　蕙實
青雌 腸根並附　白背　白女腸　白扇根　白給
白并　白辛　白昌　赤舉　赤涅
黄秫　徐黄　黄白支　紫藍　紫給
天蓼　地朕　地芩　地筋　地耳
土齒　燕齒　酸惡　酸赭　巴棘
巴朱　蜀格　纍根　苗根　參果根
黄辯　良達　對廬　糞藍　委蛇
麻伯　王明　類鼻　師系　逐折
并苦　領灰　父陛根　索干　荊莖
鬼麗　竹付　秘惡　唐夷　知杖
堇松　河煎　區余　三葉　五母麻
疥拍腹　常吏之生　救赦人者
丁公寄　城裏赤柱　城東腐木
芥　載　慶　腂　雄黄蟲
天社蟲　桑蠹蟲　石蠹蟲　行夜　蝸籬
麋魚　丹戩　扁前　蚖類　蜚厲
梗雞　益符　地防　黄蟲
唐本退二十味
薫草　姑活　別羇　牡蒿　石下長卿

屈舌　練石草　弋共　蕈草　五色符
嚢草　翹根　鼠姑　船虹　屈草
赤赫　淮木　占斯　嬰桃　鴆鳥毛

千金翼方目錄　五

◇第 29 表 『本草経』(曹元宇、上海科学出版、1957)

	玉石	草	木	虫獣	果菜	米食	計
上薬	18	58	17	15	9	2	119
中薬	13	59	15	24	6	3	120
下薬	10	59	22	27	3	1	122
計	41	176	54	66	18	6	361

◇第 30 表
『本草経集注』と『新修本草』の薬物順位の違い(『神農本草経校証』)

薬物	本草経集注	新修本草
水銀	玉上	玉中
鐘乳	玉中	玉上
石龍芮	草上	草中
秦椒	草上	草中
防風	草中	草上
黄耆	草中	草上
黄連	草中	草上
五味	草中	草上
決明子	草中	草上
桔梗	草中	草下
芎窮	草中	草上
丹参	草中	草上
沙参	草中	草上
続断	草中	草上
杜若	草中	草上

薬物	本草経集注	新修本草
黄檗	草中	草上
薇銜	草中	草上
穀冬	草下	草中
牡丹	草下	草中
防已	草下	草中
女菀	草下	草中
地楡	草下	草中
五加	草下	木上
沢蘭	草下	草中
紫参	草下	草中
飛廉	草下	草上
桑螵蛸	獣中	虫魚上
海蛤	獣中	虫魚上
亀甲	獣中	虫魚上
天鼠矢	獣下	虫魚中

§:玉=玉石

◆第31表　『証類本草』中に記載されている『本草経』との対照表（『神農本草経輯注』）

品位	本草経原文総数	証類所載薬数	比較
上品	120	141	証類＋21
中品	120	113	証類－ 7
下品	125	105	証類－20
未分品	—	1	本草経になし
有名未用	—	7	
計	365	367	

◆第32表　『神農本草経目録』（綱目による）、『証類本草』中所載の『神農本草経』三品薬（『神農本草経輯注』）

薬品	薬類	神農本草経薬数	証類本草薬数	証類本草＋－
上品	玉石	15	18	＋3
	草	66	72	＋6
	木	17	19	＋3
	果	5	6	＋1
	米穀	2	3	＋1
	菜	4	5	＋1
	獣	5	6	＋1
	禽	0	2	＋2
	虫魚	6	10	＋4
	合計	120	141	
中品	玉石	14	16	＋2
	草	53	46	－7
	木	19	17	－2
	果	4	1	－3
	米穀	0	2	＋2
	菜	6	5	－1
	獣	11	7	－4
	禽	2	3	＋1
	虫魚	11	16	＋5
	合計	120	113	

薬品	薬類	神農本草経薬数	証類本草薬数	証類本草＋－
下品	玉石	17	12	－5
	草	53	48	－5
	木	19	18	－1
	果	0	2	＋2
	米穀	2	1	－1
	菜	2	2	0
	獣	1	4	＋3
	禽	4	0	－4
	虫魚	27	18	－9
	合計	125	105	
不詳	人	0	1	
	有名未用	0	7	
薬数総計		365	367	

◇第33表　五 芝

神農本草経	青　芝 （龍芝）	赤　芝 （丹芝）	黄　芝 （金芝）	白　芝 （玉芝）	黒　芝 （玄芝）	紫　芝 （木芝）
新修本草（唐）	青　芝	赤　芝	黄　芝	白　芝	黒　芝	紫　芝
経史證類大観本草（宋）	青　芝	赤　芝	黄　芝	白　芝	黒　芝	紫　芝
政和経史證類備用本草（宋）	青　芝	赤　芝	黄　芝	白　芝	黒　芝	紫　芝
滇南本草（明） 〔霊芝〕	青　芝	赤　芝	黄　芝	白　芝	黒　芝	
本草綱目（明）	青　芝 （龍芝）	赤　芝 （丹芝）	黄　芝 （金芝）	白　芝 （玉・素芝）	黒　芝 （玄芝）	紫　芝 （木芝）
本草和名 （日・寛政）	青　芝 （龍芝）	赤　芝 （朱草芝 九　曲）	黄　芝 （金芝）	白　芝 （玉・素芝）	黒　芝 （玄芝）	紫　芝 （木芝）

◇第34表
『傷寒論』及び『金匱要略』に於ける漢方生薬出現数順位表

（〔　〕内は上・中・下薬の区分）

	『傷　寒　論』		『金匱要略』	
順位	生薬名	頻度（回）	生薬名	頻度（回）
1	甘草	70〔上〕	甘草	84〔上〕
2	大棗	39〔上〕	桂枝	55〔上〕
3	桂枝	38〔上〕	生姜	46〔中〕
4	生姜	37〔中〕	大棗	40〔上〕
5	芍薬	28〔中〕	人参	38〔上〕
6	人参	21〔上〕	芍薬	31〔中〕
7	乾姜	21〔中〕	半夏	31〔下〕
8	附子	19〔下〕	乾姜	29〔中〕
9	半夏	18〔下〕	茯苓	29〔上〕
10	黄芩	17〔下〕	白朮	22〔上〕
11	麻黄	14〔中〕	大黄	22〔下〕
12	大黄	13〔下〕	附子	22〔下〕
13	黄連	12〔中〕	麻黄	21〔中〕
14	白朮	10〔上〕	黄芩	19〔中〕
15	茯苓	8〔上〕	当帰	14〔中〕

草部と上中下薬種数

	傷　寒　論	金　匱　要　略	計
草上薬	6	6	12
草中薬	5	6	11
草下薬	4	3	7
計	15	15	30

◆第 35 表　補剤を中心とした漢方薬の組成成生薬

	人参	蒼朮	甘草	茯苓	大棗	生姜	陳皮	黄耆	その他
補中益気湯	○	○	○	○	○	○	○	○	当帰 柴胡 升麻
十全大補湯	○	○	○	○	○	○	○		川芎、芍薬 地黄
六君子湯	○	○	○	○	○	○	○		半夏
四君子湯	○	○	○	○	○	○			
人参養栄湯	○	(白朮)	○	○			○	○	地黄、当帰 桂皮、遠志 芍薬、五味子
	地黄	山茱萸	山薬	沢瀉	茯苓	牡丹皮	桂皮	附子	
八味地黄丸	○	○	○	○	○	○	○	○	
六味地黄丸	○	○	○	○	○	○			
牛車腎気丸	○	○	○	○	○	○	○	○	牛膝、車前子

附　図

◆図1　霊芝草（『滇南本草』）

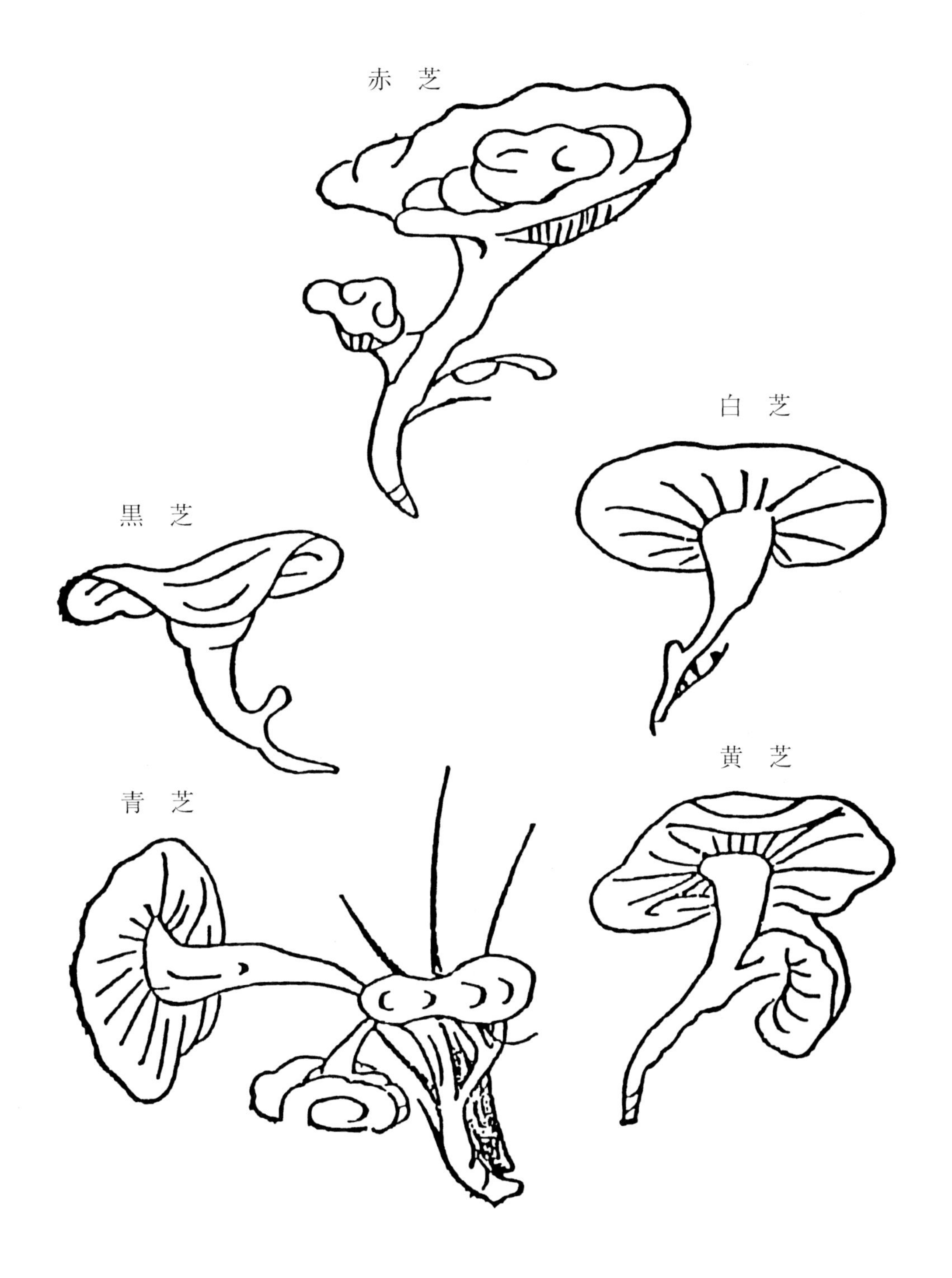

◆図２　紫　参

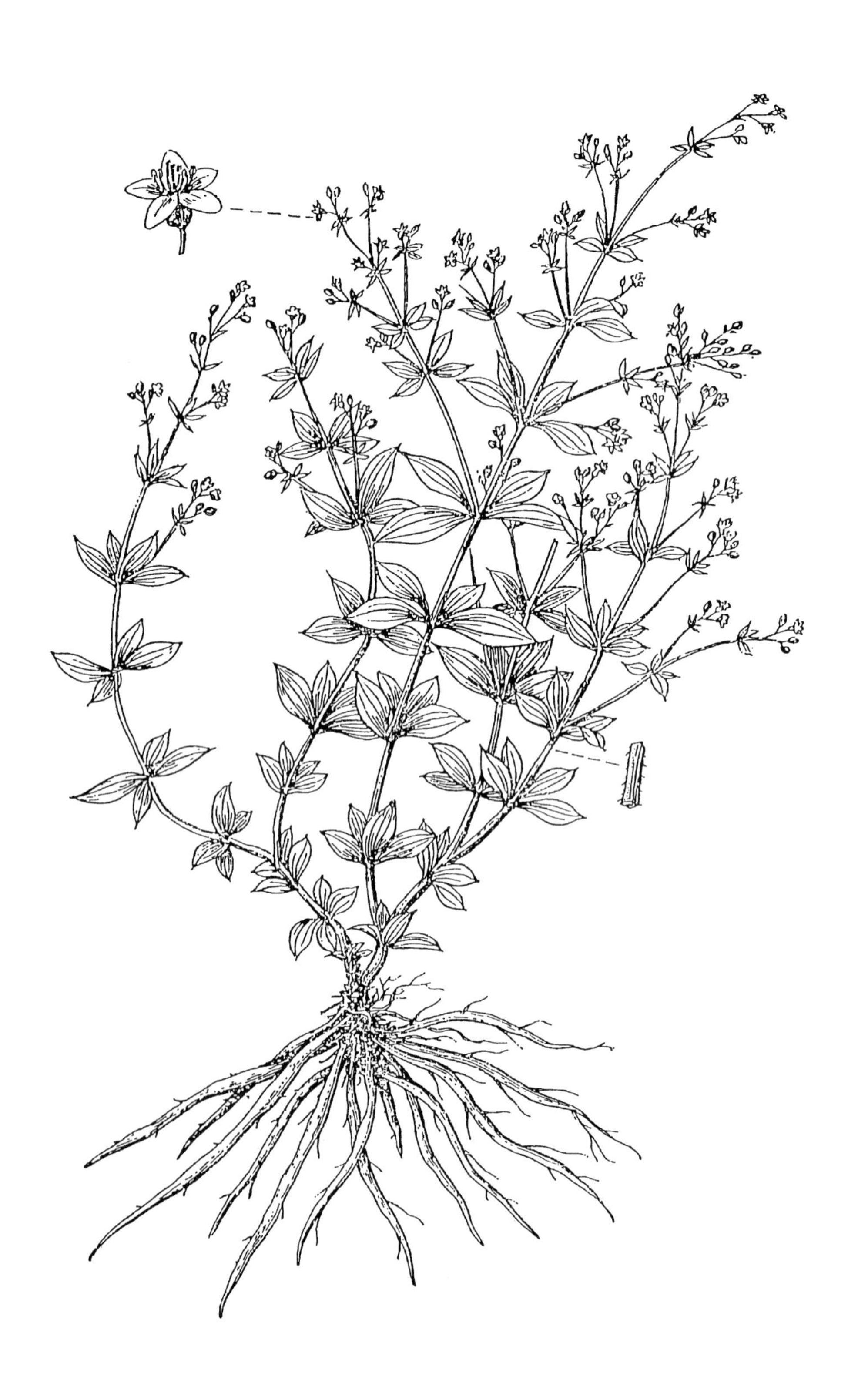

◇図３

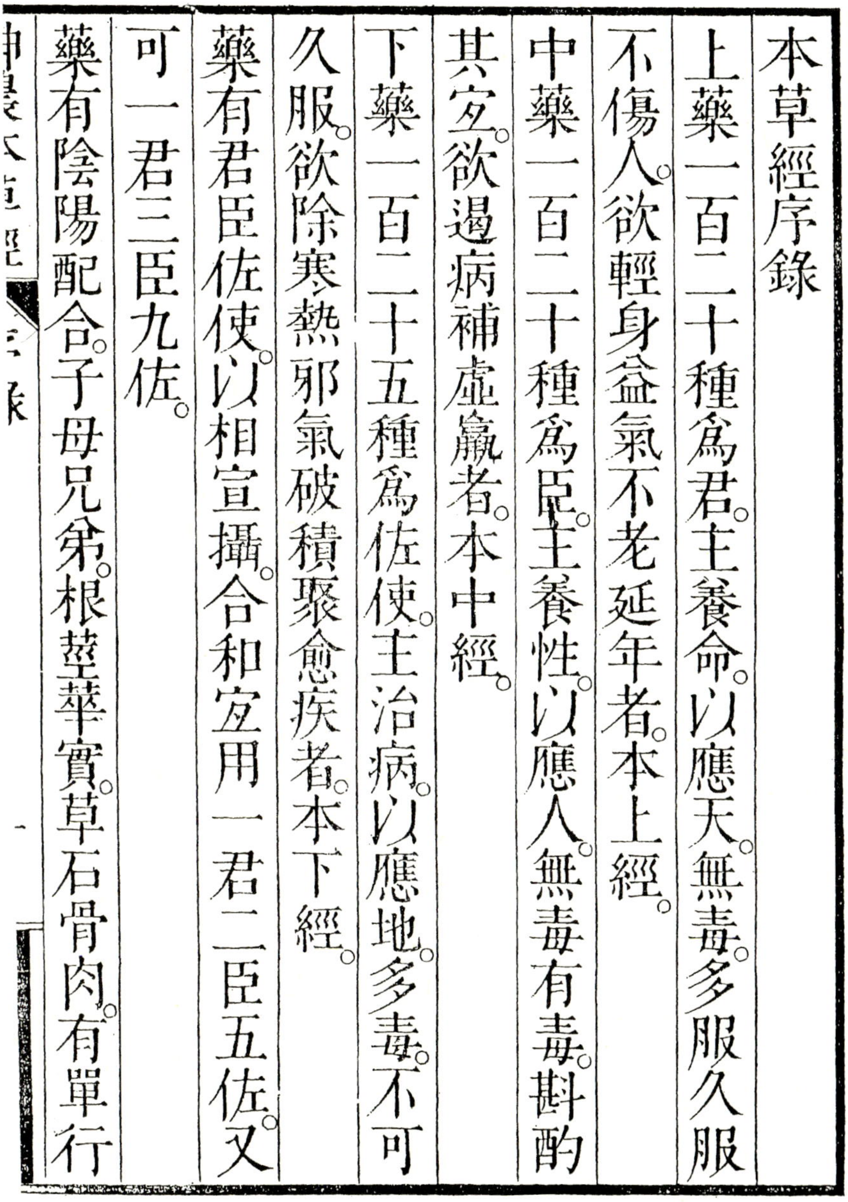

本草經序錄

上藥一百二十種爲君。主養命。以應天。無毒。多服久服不傷人。欲輕身益氣不老延年者。本上經。

中藥一百二十種爲臣。主養性。以應人。無毒有毒。斟酌其宜。欲遏病補虛羸者。本中經。

下藥一百二十五種爲佐使。主治病。以應地。多毒。不可久服。欲除寒熱邪氣破積聚愈疾者。本下經。

藥有君臣佐使。以相宣攝。合和宜用一君二臣五佐。又可一君三臣九佐。

藥有陰陽配合。子母兄弟。根莖華實。草石骨肉。有單行

神農本草經

◆図 4

本艸經卷一

吳普等述　　孫星衍 馮翼 同輯

上經

上藥一百二十種爲君主養命以應天無毒多服久服不傷人欲輕身益氣不老延年者本上經

丹沙　雲母　玉泉　石鍾乳

涅石　消石　朴消　滑石

石膽　空青　曾青　禹餘糧

太乙餘糧　白石英　紫石英

五色石脂　白青　扁青　右玉石上品一十八種舊同

昌蒲　鞠華　人參　天門冬

甘草　乾地黄　朮　兔絲子

本艸經卷一　一

◆図 5

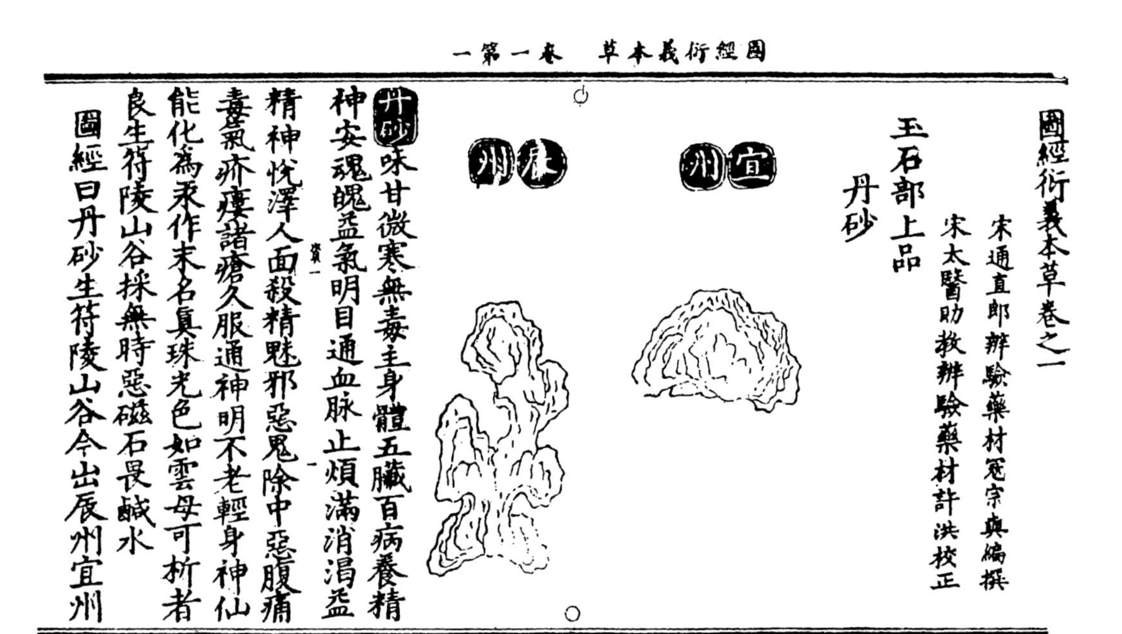
圖經衍義本草　卷一　第一

圖經衍義本草卷之一
宋通直郎辨驗藥材寇宗奭編撰
宋太醫助教辨驗藥材許洪校正
玉石部上品
丹砂

丹砂味甘微寒無毒主身體五臟百病養精
神安魂魄益氣明目通血脉止煩滿消渴益
精神悅澤人面殺精魅邪惡鬼除中惡腹痛
毒氣疥瘻諸瘡久服通神明不老輕身神仙
能化為汞作末名真珠光色如雲母可析者
良生符陵山谷採無時惡磁石畏鹹水
圖經曰丹砂生符陵山谷今出辰州宜州

◆図 6

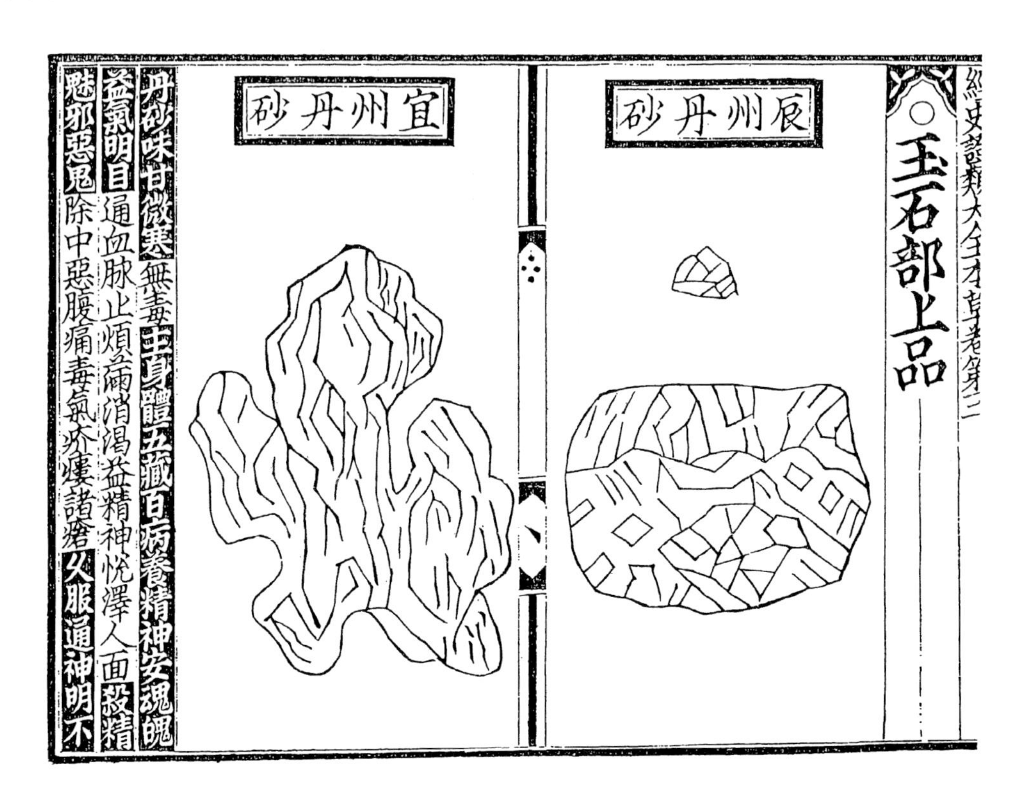
經史證類大全本草卷第三
玉石部上品

丹砂味甘微寒無毒主身體五臟百病養精神安魂魄
益氣明目通血脉止煩滿消渴益精神悅澤人面殺精
魅邪惡鬼除中惡腹痛毒氣疥瘻諸瘡久服通神明不

◆図 7

丹沙味甘微寒主身體五藏百病養精神安魂魄益
氣明目殺精魅邪惡鬼久服通神明不老能化爲汞
生山谷太平御覽引多有生山谷三字大觀本作生符陵山谷俱作黑字考生山谷是經文後人加郡縣耳宜改爲白字而以郡縣爲黑字下皆倣此
吳普本艸曰丹沙神農甘黃帝苦有毒扁鵲苦李
氏大寒或生武陵採無時能化汞成水銀畏磁石
惡鹹水太平御覽
名醫曰作末名真朱光色如雲母可折者良生符
陵山谷採無時
案說文云丹巴越之赤石也丹象丹井丶象丹形
古文作日亦作彤沙水散石也澒丹沙所化爲水
銀也管子地數篇云山上有丹沙者其下有鉒金
淮南子地形訓云赤天七百歲生赤丹赤丹七百
歲生赤澒高誘云赤丹丹沙也山海經云丹粟粟
沙音之緩急也沙舊作砂非汞卽澒省文列僊傳
云赤斧能作水澒鍊丹與消石服之按金石之藥

本艸經　卷一　三

◆図８

圖經衍義本草　卷九第三

雷公云遠志凡使先須去心若不去心服
之令人悶去心了用熟甘草湯浸一宿漉
出暴乾用之也
肘後方云治人心孔惛塞多忘喜誤丁酉
日密自至市買遠志著巾角中還爲末服
之勿令人知

細辛

岢嵐軍

華州

細辛味辛温無毒主欬逆頭痛腦動百節拘
攣風濕痺痛死肌温中下氣破痰利水道開
胷中除痺踈鼻風癇癲疾下乳結汗不出血
不行安五藏益肝膽通精氣久服明目利九
竅輕身長年一名小辛生華陰山谷二月及

◆図９　神農

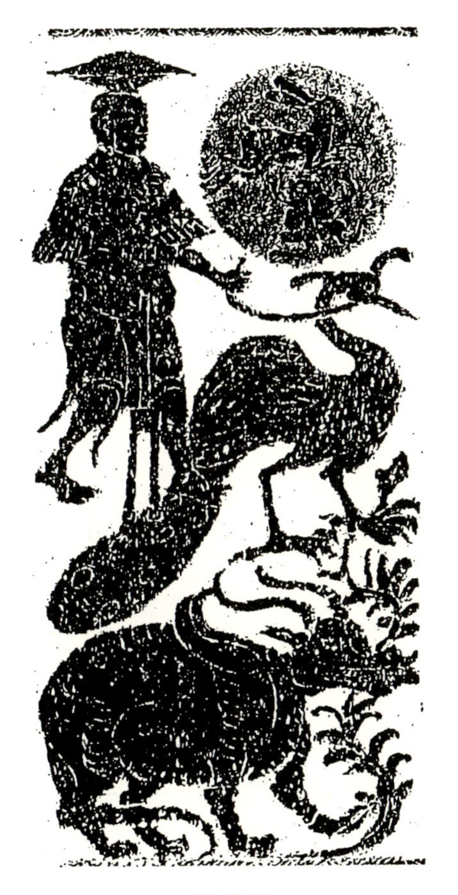

神農図
（江蘇銅山苗山漢画像石）

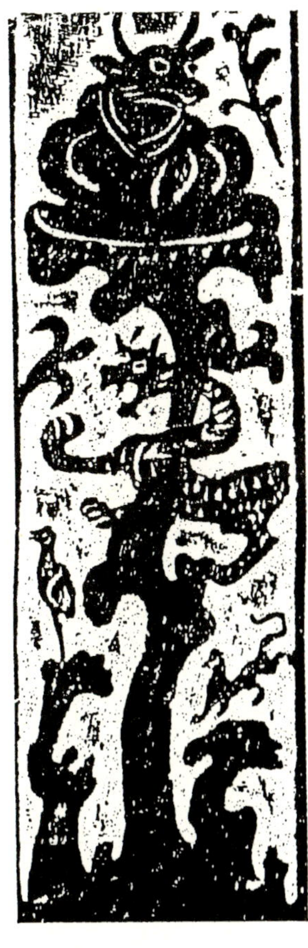

牛首人身神（山西米脂県党家溝漢画像石）

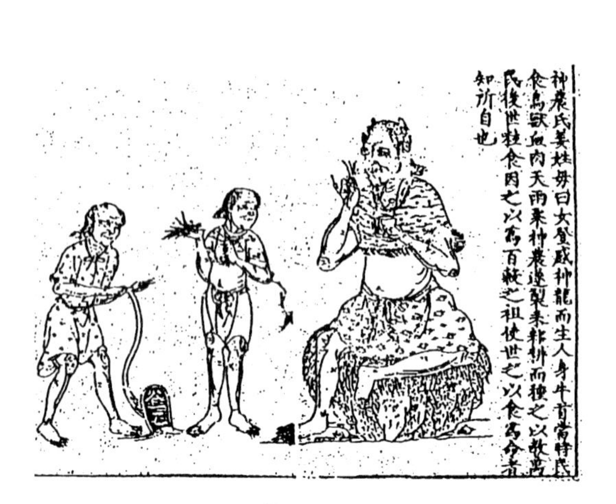

神農氏姜姓母曰女登感神龍而生人身牛首當時民
食鳥獸血肉天雨粟神農遂製耒耜耕而種之以教萬
民後世粒食因之以爲百穀之祖使世之以食爲命者
知所自也

元代王禎『農書』中の神農

神農氏因宜教田辟土種穀以振萬民

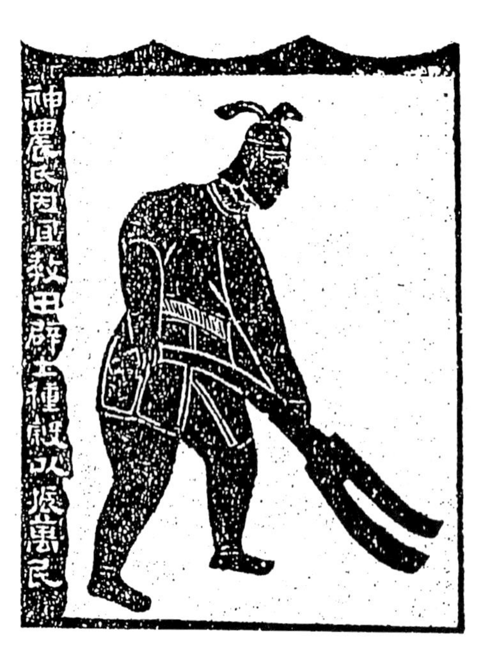

神農図（山東嘉祥武梁祠漢画像石。『金石索』より）

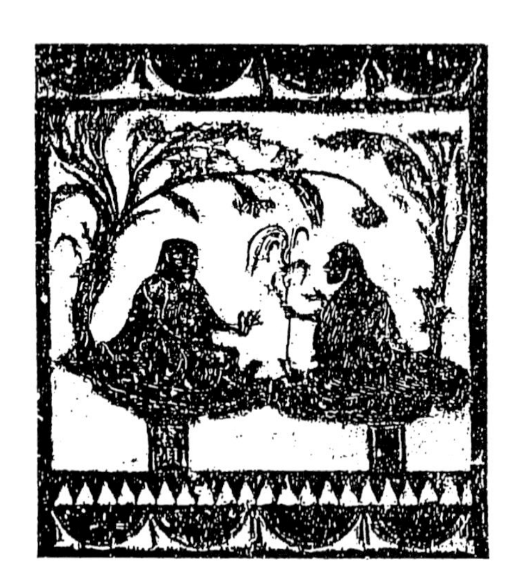

神農、倉頡図（山東済南北寨村漢画像石）

◆図 10

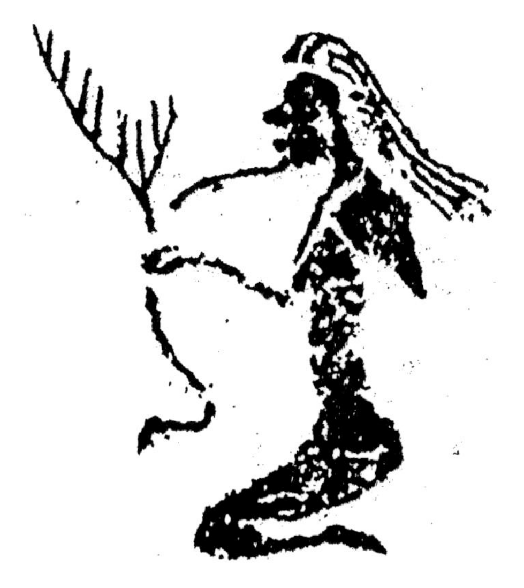

羽人仙薬図（河南新野漢画像磚）

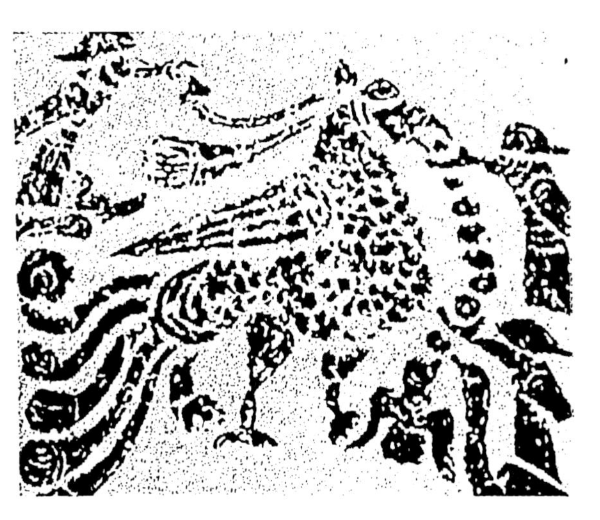

鳳凰吐丹図（山東鄒城大故県村漢画像石）

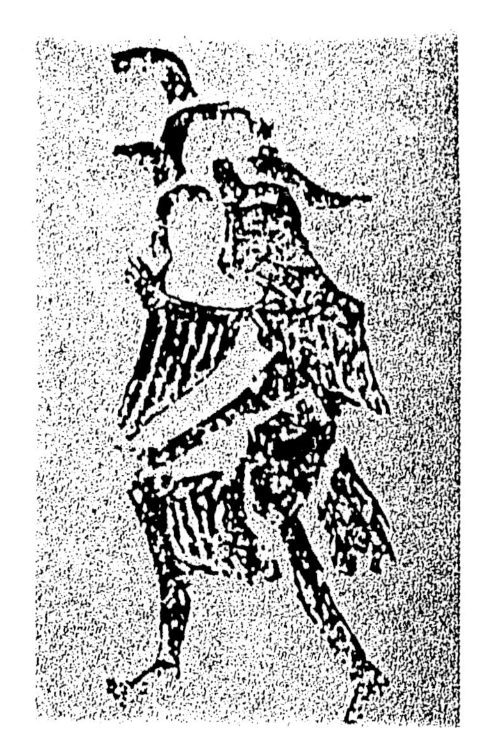

仙人持薬図（山東済南漢画像石）

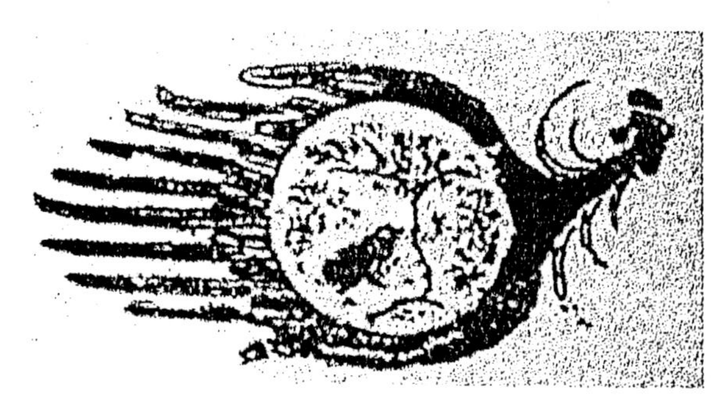

嫦娥奔月図
（四川新都漢画像磚。月宮の有蟾蜍と桂樹）

◆図 11

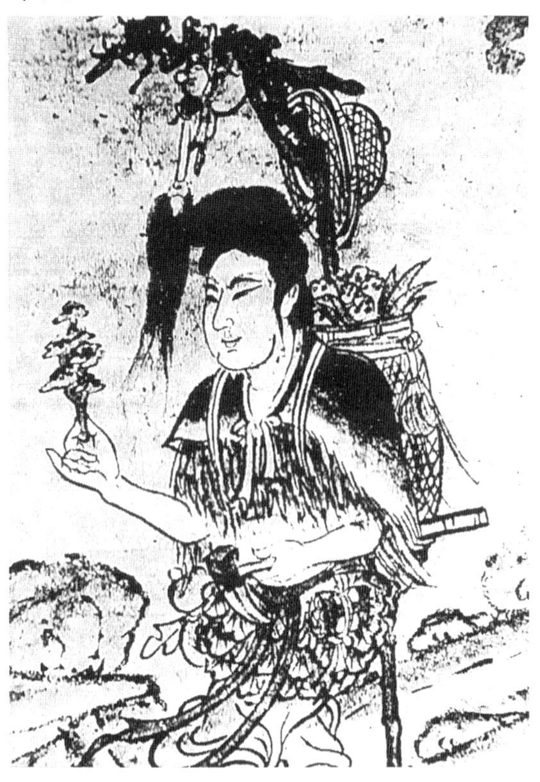

霊芝をもつ神農、採薬図（文献㉒）

◆図 12

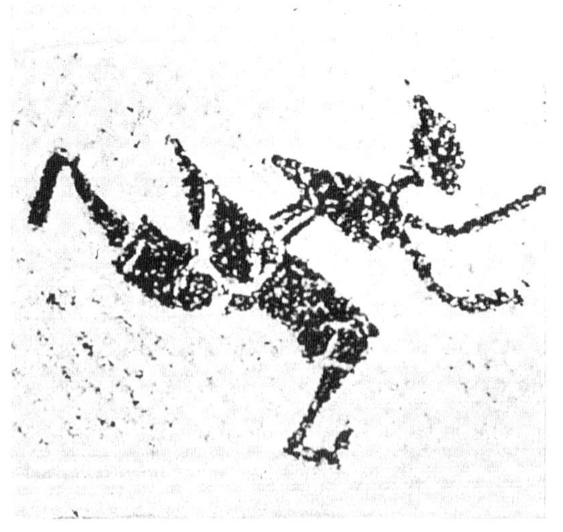

羽人、河南省方城県城関鎮出土。前漢時代画像石。羽根をもち、やせて軽ろやかな姿。（文献㉒）

◆図 13

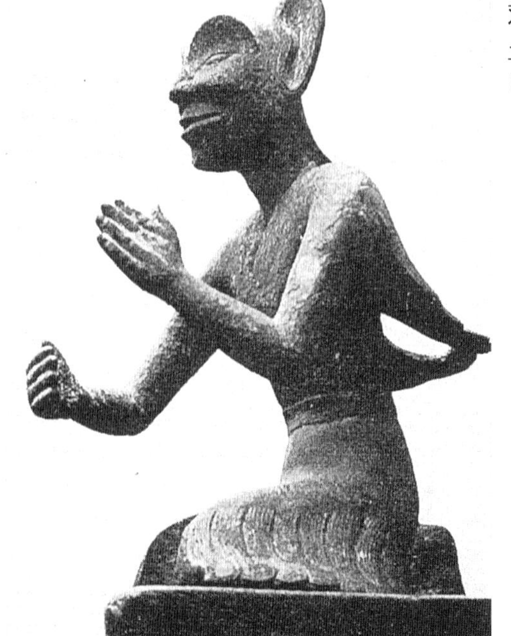

羽人像、1966 年。西安長安城遺跡より出土。前漢時代。羽根があり、耳が大きい。（文献㉒）

◆図 14　三尸図

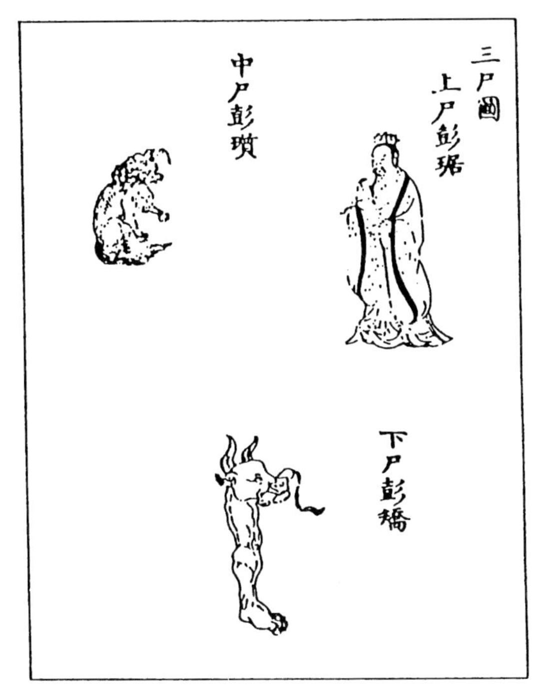

◆図 15　三尸符

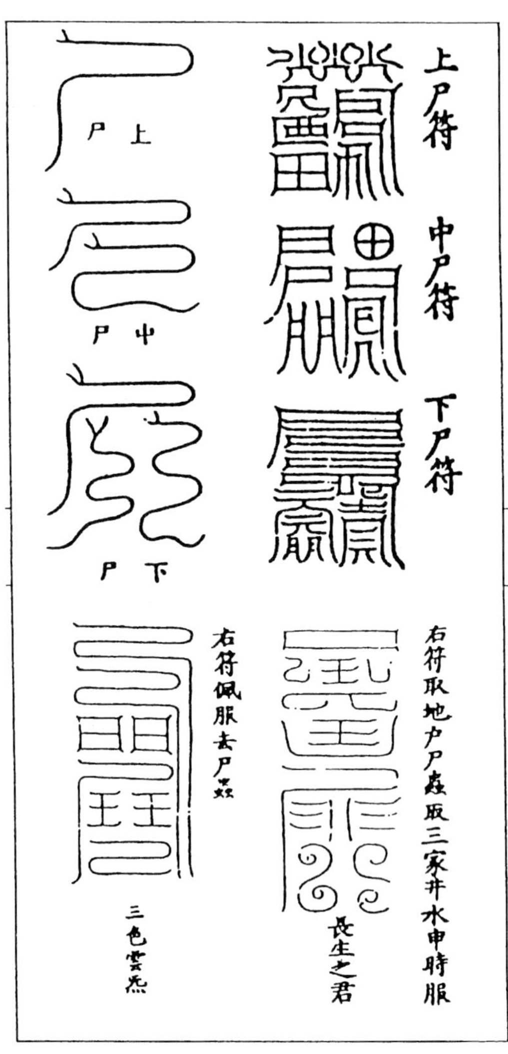

◆図 16 『傷寒論図説』（原元麟）

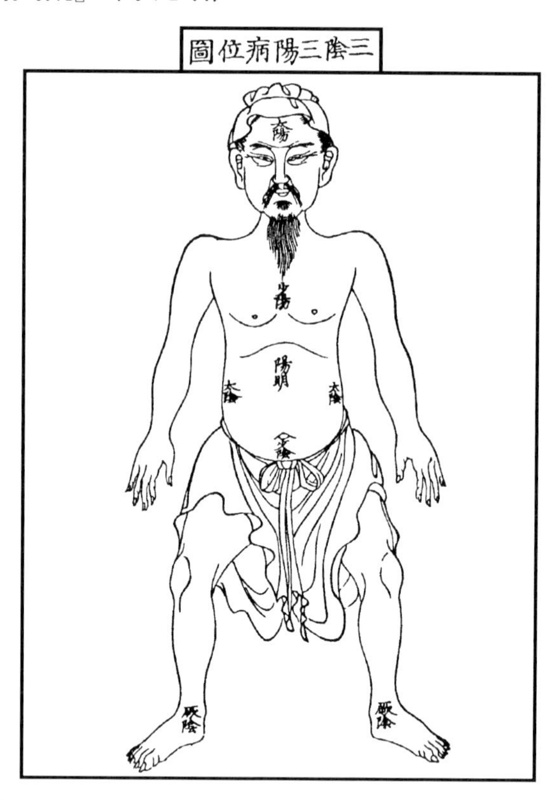

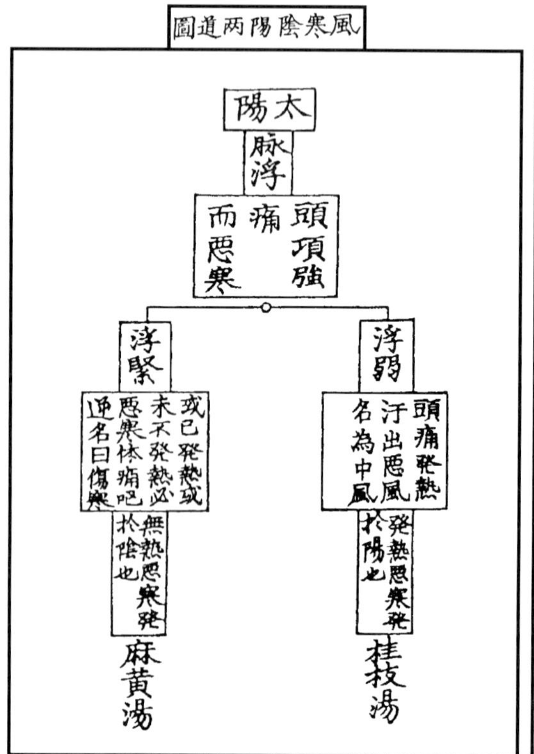

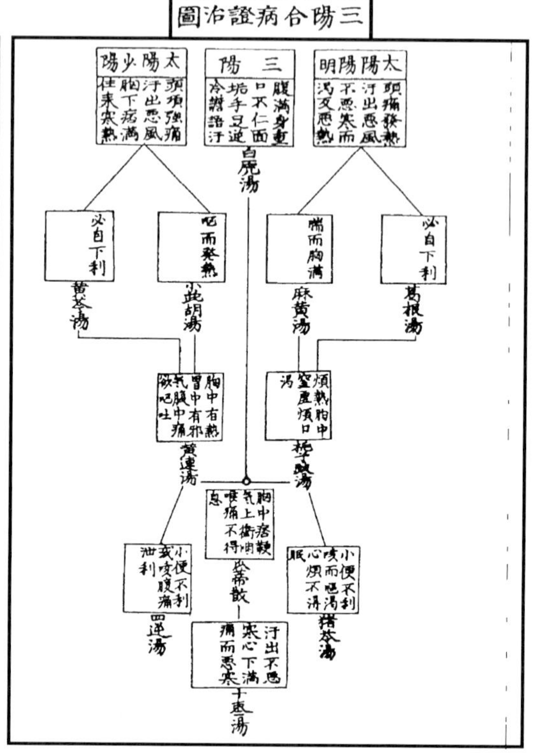

◆図 17 『図解本草』（下津元知）

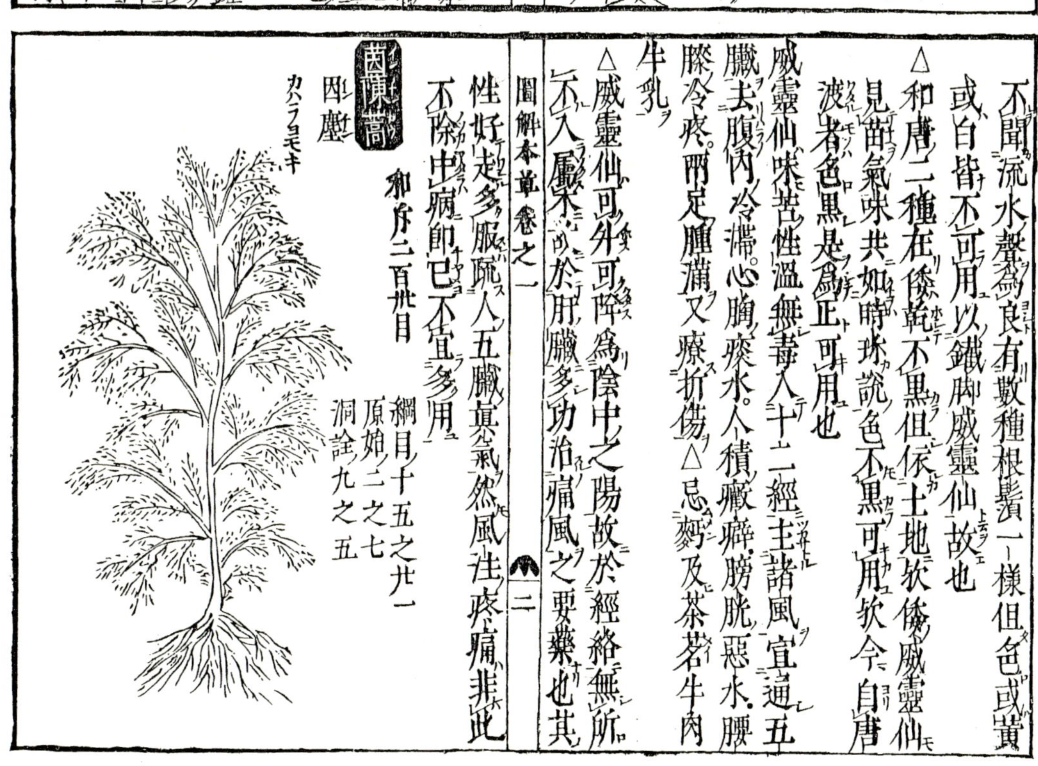

参考文献（表①以外のもの）

1）国訳本草綱目　1～15巻、木村康一他、春陽堂、1929

2）支那及日本本草学の沿革及本草家伝説（岩波講座、生物学）、白井光太郎、岩波書店、1933

3）本草求真、黄宮綉、上海科学技術出版、1959

4）経史証類大観本草、唐愼微、広川書店、1970

5）新本草備用、陳邦賢、医林書局（香港）、1974

6）重修新修本草、岡西為人、学術図書刊行会、1977

7）森立之、近世漢方医薬集成53巻、名著出版、1981

8）実用本草分類精要、華実孚、文光図書（台湾）、1981

9）神農本草経校点、尚志雍、中医古籍出版、1981

10）本草経、曹元宇、上海技術出版、1987

11）江戸の本草、矢部一郎、サイエンス社、1991

12）神農本草経、孫星衍、孫馮翼、科学技術出版、1996

13）医学与哲学、揚金萍、27（2）、2006

14）漢画像石与中医文化、揚金萍、人民衛生出版、2010

15）神農本草経疏、繆希宛、皖南医学社、2011

16）神農本草経輯注、馬繼興、人民衛生出版、2013

17）神農本草集注　訳注1～3巻、家本誠一、静風社、2015

18）道教と不老長寿の医学、吉元昭治、平河出版、1989

19）軽身と軽身薬、吉元昭治、漢方の臨床、No.552、（8）102、1990

20）霊芝とその歴史、吉元昭治、養生（1）：1995

21）薬枕（上・下）、吉元昭治、東洋医学、No.19-20、1992

22）不老長寿への旅、吉元昭治、集英社、1998

23）本草概説、岡西為人、創元社、1977

24）傷寒論図説、原元麟、寛政10年（1798）

25）図解本草、下津元知原著、貞享2年（1685）、難波恒雄編、大阪漢方医学研究所、1981

追加・補足

表解『神農本草経』の原稿が完成してから、左の2点の逸脱がある事に気付いたので追加・補足をしておきたい。

これらには、使用されている漢方薬の原料――生薬――が、民間療法の中で生きているという、従来余り顧りみられない所がある。このこととは、左記の筆者の文献にくわしい。

（1）神枕（薬枕）

①薬枕（上下）、『東洋医学』、17巻6号・18巻1号、1989・1990

②神枕（薬枕）、『牧尾良海博士喜寿記念』、山喜房仏書林、1891

（2）薬籤

③道教と不老長寿の医学、平河出版、1989再版

④「薬籤」について、『牧尾良海博士頌寿記念論集、中国の宗教・思想と科学』、図書刊行会、1984

⑤台湾寺廟薬籤研究、武陵出版（台北）、③の台湾版、再版、1990

⑥『中国の霊籤・薬籤集成』、風響社、1992。薬籤部分

以上の書からまとめて必要と思われる要点を記しておく。

（1）神枕（薬枕）

これは、いわゆる漢方薬の材料である生薬が入っている枕でこれを項頸の下においてねると、その生薬の薬気が体内に入ってきて薬効を示すというのであり、似たものに佩薬といって体につけてみる使用もある。項頸部は、神経、血管、骨骼などがこの狭隘部分を通って下方に、全身にいく通路となる。

『傷寒論』の初め「太陽病」の教えるところでは「太陽病」（病の初期、表症）に「頭項強痛悪寒」とある。つまり鍼灸でいう足の太陽膀胱経（上から下に頸項部を通り下に流れるが病邪が入るとまず第一に事に当る）が外邪と争いその結果太陽病が表われ、項がはるというのだが、このように項頸部は病邪が侵入し体が反応する皮膚の露出している第一の門戸でまさにネック（Neck）である。ここを充分保護することは、病邪の侵入を防ぐ養生であり、健康保持にも大きな意義をもつのである。

さて、この「神枕」のいわれは、『神仙伝』の中の「泰山老父」のはなしから始まる。漢の武帝が東方に巡幸した時の道すがら一人の老人が一生懸命畑を耕していた（図1）。みると頭上に白い光が輝き、歳の頃は50歳位だが、その顔は子供のように色つやがよかった。武帝は不思議におもい訳けをきくと、「自分は85歳の時大病し、殆んど死にかけていたが、たまたま一人の道者と会いまず穀絶する法を授け

られ、蒼朮をのめといわれた。また不思議な枕を作った。これには32の竅（あな）があり、そのうちの二十四竅は二十四気（1年の二十四気節、立春・春分等）、八竅は八風（四方八方の風）に相当しこれを枕にしてねたところ歯は再び生え、白髪は黒く、若返り1日に300里も歩いて平気で今では180歳になりました」と答えた。武帝は老人にその術をうけ厚く礼をした。その後老人は泰山に入り、5年とか10年後には故郷に帰ったが300年もするとその姿は見えなくなった。

このような伝説がある「神枕」（薬枕）は、くわしくは文献を見ていただきたい。

表（表1）に神枕の規格の違い、その中の薬物の分析を示している。いろいろな枕の種類によって中に含まれている薬物の違いが分る。また表から見ると薬物の名称の違いも分る（表2、3）。

芎藭—川芎、杜衡—杜蘅、薏苡人—薏苡仁、白鮮—白蘅、桂心—桂、白歛—白薇、苪草—甘草、蘭草、礜石—礬石などの同意異字がある。

神枕の名称としては「延年薬枕」「安眠枕」「丁公仙枕」「益寿神枕」等があり、清の西太後は菊花をつんで枕としたとか、俳人高浜虚子は「今日よりは病忘れて菊枕」という句をよんでいる。

いずれにしろ、薬枕の内容の生薬はどちらかというとマイルドなものが多く、枕にしてねるというのはその香りで安眠できるというまさにアロマテラピー的な役目もあるのである。

（2）薬籤

薬籤の歴史は判っきりとしていない。籤については『道蔵』中にもいくつかの経典があるが薬籤は見当らない。とすれば『道蔵』以後のこととなるようである。籤はすでに甲骨文にもあるし、『周易』なども ある。

薬籤とは薬名、処方が記された籤をいい、これを得るには寺廟で供物をあげ、香線を捧げ、一心に自分の病気を治したいと祈りをする。

ついで籤筒をふって突出してきた一本をぬきとり、それが神意にかなったものであるのをさらに筶（ポエ）を以って占う。これは擲筊（てきこう）ともいい筶は、半円状バナナ形の二個の祈具で手にもち頭上にかかげついで地上に擲る。筶の隆起凸面が陰（俯）、平面が陽（仰）である。二つが陰陽なら吉で（聖筶）、陰陰（陰筶、伏筶）は凶（神の怒り、不機嫌）、陽陽（笑筶で神の冷笑、無効）で凶、この二つの場合は改めて祈り直して擲筶する。しかし何回もする事は神を冒瀆することになる。こうして聖筶に相当した籤—薬籤を寺廟よりいただき、薬店で処方してもらう。薬店でなくとも寺廟の近くの生草（青草）店でもよいし、自分で知識があれば処方して服用する。神農は薬王とされるが、台湾などでは相当するものが保生大帝で呉真人ともいわれる人で、華陀（華陀仙師）とともに医薬神とされている。この呉真人は宋の太宗頃、福建に生れたといい、数々の伝承を残している。主に中国南部で信仰されているものである。

筆者が1981～86年の間、薬籤を収集した場所は**表4**のようで台湾を中心に香港・シンガポールの華僑社会である。薬籤は現在ではその衛生上から漸次消滅してきている。筆者は『中国の霊籤・薬籤集成』の中で、コレクションを披露している（**図2**はその一部）。**図3**は古い型の薬籤で上方のものは薬物が示されていなく、符が描かれている。いわゆる符録派のものといってよい。

薬籤は寺により籤数が異なっていたり薬方が違っていたりして、統一していない。大人科・外科・小児科・脈科・婦人科等に分れ、数十～百首の薬籤がある。

ここで薬籤の中の「同意異字」について並べてみた。名前の字が異なっているのが多いのは民間薬のせいだろうが、やはり民間生薬を知るうえに重要だと思われるので、ここに全部を記す余裕もないが、主な名を書いておく。

灶心土―伏龍肝（かまどの灰）、白述―白朮、土伏―土茯苓、灌膝―牛膝―牛七、別甲―鼈甲、白楣―白薇、金蝉―蝉退、麦文―麦門冬、刈根―割根―葛根、支子―枝子―山枝子―梔子、山甲―穿山甲、六味―六味丸、帰全―全当帰、卜荷―薄荷、川連―川黄連、赤茯―赤茯苓、川烏―烏頭、防豊―防風、連召―連翹、生地―生地黄、氷糖―甘蔗の煮汁の塊り、四神粉―四物陽去地黄加焼姜、帰中―当帰身、油桂―肉桂、正双寄生―桑寄生、中白（人中白、人尿）、中黄（人中黄、人糞）、春花―辛夷花、小茴―小茴香、金沸―旋覆花、粉草―甘草、仙査―山楂子、連肉―連子肉、姜棗―生姜と大棗、莱復子―莱菔子、宋陳―陳皮、金匱丸―附桂地黄丸又は腎気丸、地骨―地骨皮、地龍―蚯蚓（みみず）、黒丑・白丑―牽牛子、正古連―正黄連、水粉―軽粉、水銀粉、卜荷―薄荷、麦文―麦門冬、鈎陳―鈎藤、天文―天門冬、大茯皮―大腹皮、香付―香附子、活石―滑石、桑白―桑白皮、連召―連翹、防丰―防風、牛房―牛蒡子、元参―玄参、蘇卜―蘇薄荷、京芥―荊芥、大力―牛旁子、石羔―石膏、古連―雲南省古男山の黄連、姜蚕―僵蚕、知苓―猪苓、油桂―肉桂、古本―藁本、万京―蔓荊子、乙令―鬱金、胆萃―龍胆萃、条苓―黄苓、桑螵蛸―かまきりが桑の木にうみつけた卵を乾したもの、緑谷売―緑豆皮、望月―うさぎの糞、明日沙―こうもりの糞、明矾―明礬、伏盆―覆盆子、兔糸―絲子、桑皮―桑白皮、海螵蛸―いか、雲射香―麝香、珍珠―真珠、砰砂―硼砂、梅片―梅花氷片、山甲―穿山甲、川朴―厚朴、五味―五味子、朱黄―朱砂、棗仁―酸棗仁、正五烏飽魚―石決明、羊腰―羊胃、小八味―八味地黄丸去附子加五味子、鳳凰退―鶏卵のから、荊猬―はりねずみ、地龍―みみず、莱復子―大根のたね、石決明―あわび、秋石丹―便器についた人尿のかたまり、冰片―龍脳。

これらの中にはその効能の疑しいもの、毒性のものもあるが、広く生薬の知識の中で生きていたといえよう。

以上、神枕（薬枕）、と薬籤について追加させていただいた。これらは民間療法の一翼としてあったが、今ではその存在もうすれてしまっている。『神農本草経』の長い歴史のなかで、このような、薬材の使い方もあったという事は忘れないでおこう。

◇図１　泰山老父（『神仙伝』）

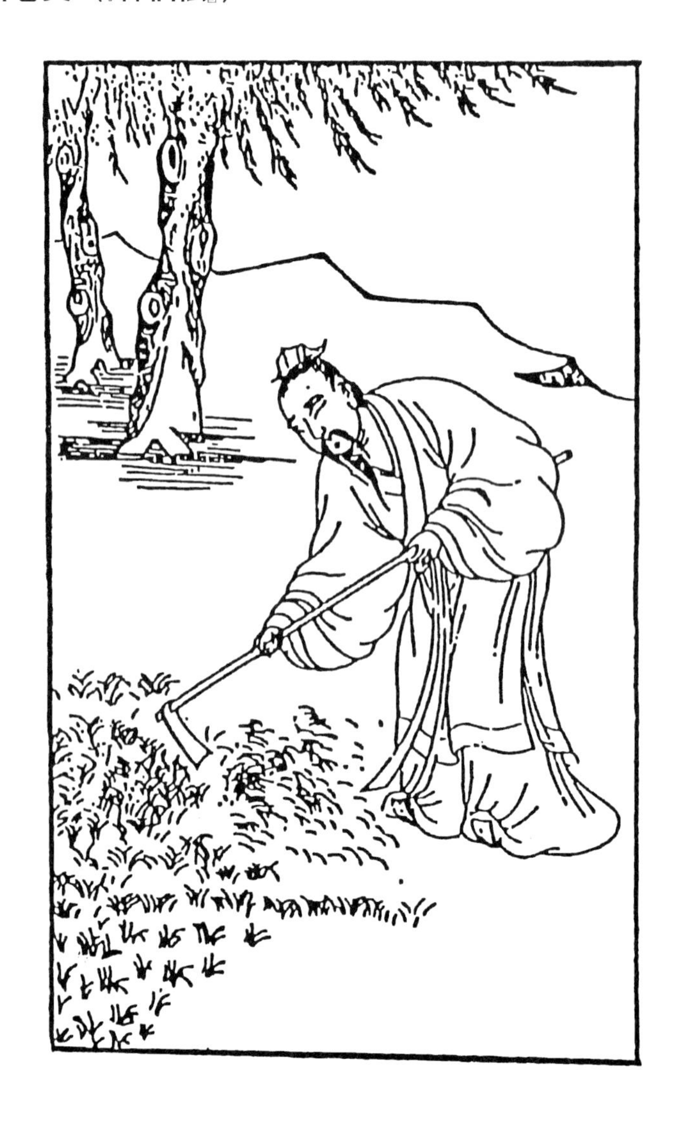

◇第１表

神枕の構造

	枕（栢）			孔　数	孔　の 大きさ	カバー
	長さ×高さ×幅	蓋　厚	容　積			
至　言　總	１尺２寸×４寸×３寸５分	４分	１斗２升	３×40	黍　粟	韋嚢
洞玄霊宝道學科儀	１尺２寸	４分	１斗２升	３×49	粟　米	葦嚢
上清明鑑要経	１尺２寸×４寸	４分	１斗２升	３×40	粟　米	韋嚢
秘　要　訣　法	１尺２寸	２分	１斗２升	３×40	粟　米	幃嚢
三玄参賛延寿書	１尺２寸×４寸	２分	１斗２升	３×40	粟　米	幃嚢
起居安楽箋	１尺３寸×４寸	４～５分	——	３×40	粟　米	密袱

「至言總」などに見る薬物名の異同

至　言　總	洞玄霊宝道学科儀	上清明鑑要経	霊笈七籤巻四十八秘要諸法	三元参賛延寿書	起居安楽箋
芎　藭	〃	〃	〃	〃	川　芎
当　帰	〃	〃	〃	〃	〃
白　芷	〃	〃	〃	〃	〃
辛　夷	〃	〃	〃	〃	〃
杜　衡	杜　蘅	杜　衡	杜　衡	杜　術	杜　蘅
山　蘇	――	――	――	――	――
藁　本	〃	〃	〃	〃	〃
木　蘭	〃	〃	〃	〃	――
肉　蓯　蓉	〃	〃	〃	〃	〃
栢　実	〃	〃	〃	〃	柏　実
薏　苡　人	薏　苡　仁	薏　苡　子	薏　苡　子	薏　苡　仁	〃
蘼　蕪	〃	〃	〃	〃	〃
款　冬　花	〃	〃	〃	〃	〃
白　鮮	――	白　蘅	白　蘅	白　術	白　蘅
秦　椒	〃	〃	〃	〃	〃
桂　心	桂	桂	桂	官　桂	〃
乾　薑	〃	〃	〃	乾　姜	〃
飛　廉	〃	〃	〃	〃	〃
防　風	〃	〃	〃	〃	〃
人　参	〃	〃	〃	〃	〃
桔　梗	〃	〃	〃	〃	〃
白　斂	白　薇	――	白　薇	〃	〃
荊　実	〃	〃	〃	〃	〃
蜀　椒	〃	〃	〃	〃	〃
――	白　朮	〃	〃	〃	〃
――	衡　花	――	――	――	――
烏　頭	〃	〃	〃	〃	〃
附　子	〃	〃	〃	〃	〃
藜　蘆	〃	〃	蔾　蘆	〃	〃
皂　莢	〃	〃	〃	〃	皂　角
芮　草	莽　草	芮　草	蔄　草	甘　草	茜　草
礜　石	〃	礬　石	礜　石	〃	〃
半　夏	〃	〃	〃	〃	〃
細　辛	〃	〃	〃	〃	〃

註：芮草の項、莽・蔄・茜草は同・異名かなお不明

◇第２表

「至言総」などの薬物分析

薬草名	性味	用量(g)	主治	功用	備考
芎窮	辛、温	1～6	祛風止痛，活血行気	鎮痛，頭痛，鎮痙，降圧，月経不順	川芎
当帰	甘・辛，温	9～12	補血，行血，潤腸，調経	鎮痛，鎮静，利尿，補血，瘀血	
白芷	辛，温	3～9	止痛，祛風解表，燥湿止滞	鎮痛，頭痛，副鼻腔炎	
辛夷	辛，平	3～6	散風通解	頭痛，鼻閉，降圧	
杜衡（衡）	辛，温	1～4	散風逐寒，定痛，消疾行水，活血	頭痛，歯痛，感冒，風湿，打撲	
山蘇	辛，温	6～12	祛風活絡	感冒，風湿，腰痛，打撲，皮膚化膿	糙蘇（内蒙古中草薬）
白朮	甘・微苦，温	3～12	補脾益気，燥湿利水	鎮静，健胃，利尿，風湿	花椒
藁本	辛，温	2～9	祛風散寒止痛	鎮痛，感冒性頭痛，抗炎作用	
木蘭	苦，寒	2～4	明耳目，利尿，傷寒悪風	皮膚化膿，眼疾（消炎，経痛）	木菌皮とする。 （　）内木菌花
蜀椒	辛，温，有毒	2.5～6	止痛，温中，除湿，駆回虫	脾胃虚寒，腹痛，悪心	
桂（桂心）	甘，辛，大熱	1～3	散寒止痛，温中補陽	陽虚症，脾胃虚寒，気血両虚	肉桂とする。
乾薑	大辛，大熱	3～9	温中，回陽，湿肺化痰	脾胃虚寒，痰飲，温経止血，虚脱	
防風	辛・甘，微温	3～9	鎮痛，祛風解表，祛痰解炎，止瀉・血	発汗解熱，関節痛，利尿，偏頭痛	
人参	甘・微苦，微温	1～9	大補元気，安神益智，健脾益気	虚脱，脾胃気虚，貧血，神経衰弱	
桔梗	苦・辛，平	3～9	消肺提気，祛疾排膿	祛痰，鎮咳，排膿	
飛廉	苦，平	30～60	祛風，清熱，利湿，涼血散瘀	風熱感冒，頭痛，眩暈，鎮痛	
栢実	甘，平	3～9	養神安神，潤腸	失眠，惊悸，便秘，盗汗，遺精	
白衡（薇歛）	苦・鹹，寒	3～9	消熱涼血	解熱，利尿，産後疾患	
秦椒	辛，温，有毒	2～5	温中散寒，除湿，止痛	嘔吐，気逆，風痺，歯痛，下痢，蛔虫	花椒
荊実	辛，微温	3～9	祛風解表，止血	外感発熱，頭痛，感冒，出血，透疹	荊芥穂が一般
肉蓯蓉	甘，鹹，温	6～18	滋腎養精，補陽潤腸	強壮，通便作用	
薏苡仁（子）	甘・淡，微寒	15～30	清熱，排膿，利水滲湿，除痺	鎮痛，風湿，健脾止瀉	
款冬花	辛，温	5～9	止咳下気	鎮咳，止痛	
蔴蕪	辛，温	3～9	祛脳中風寒，治頭風頭眩	頭痛，目眩，流涙，多唾	

「八毒薬」の薬物分析

薬草名	性味	用量(g)	主治	功用	備考
烏頭	大辛，大熱，有毒	3～5	回陽救送，温脾胃，散感止痛	鎮痛，強心，消炎，虚脱	烏頭。アコニチン量は附子より少ない
附子	〃	3～9	〃	〃	
皂莢	辛，鹹，温	1～1.5	開竅，化痰，祛風	祛疾，覚醒	
藜（蘆）蘆	苦辛，寒，有毒	0.5～1	吐風疾，頭痛，喉痺	痰飲中風不語，頭痛，鼻塞，黄疸	
莽草	辛，温，有毒	4～8	祛風，消腫，止痛	神経性頭痛，皮膚疾患，打撲	紅回香，山木蟹
礬石	酸・渋，寒	3～9	止血，止瀉，祛疾	祛痰覚醒，帯下，皮膚疾患，止血，眠鼻科	明ばんとする
細辛	辛，温	1～3	発散風寒，祛風止痛，湿肺化飲	解熱，鎮痛，咳嗽，抗菌	
半夏	辛，温，有毒	9～12	和胃止痛，燥湿祛痰，散結消腫	鎮静，嘔吐，祛疾	
芮（蔄）草	苦甘渋，微温	9～15	平肝益胃，養血渋精	血虚，不眠，目眩，耳鳴，降圧，肝炎，関節痛，四肢軟弱	何首鳥の別名
甘（蔄）草	甘，平	3～6	補脾益気，消熱解毒，潤肺止咳	解毒，鎮痙，祛痰，抗炎症，胃酸分秘抑別	

◆第３表

「保生要録」の薬物分析

薬草名	性味	用量（g）	主治	功用	備考
蔓荊子	苦・辛，微寒	3～9	疎散風熱，清頭目，	鎮痛，鎮静	頭痛に防風，菊花と
甘菊花	甘・苦，微寒	3～18	平肝陽，消熱解毒，疎散風熱	肝陽上亢，肝腎不足，眼痛，風熱	
細辛	辛，温	1～3	発散風寒，祛風止痛，湿肺化飲	解熱，鎮痛，咳嗽，抗菌	
呉白芷	辛，温	3～9	止痛，祛風解表，燥湿止帯	鎮痛，頭痛，副鼻腔炎	
白朮	甘，微苦，温	3～12	補脾益気，燥湿利水	鎮静，健胃，利尿，風湿	
芎藭	辛，温	1～6	祛風止痛，治血行気	鎮痛，頭痛，鎮痙，降圧，月経不順	川芎
防風	辛，甘，微温	3～9	祛湿解痙，祛風解表，止瀉止血	鎮痛，発汗，利尿，抗炎作用	
藁本	辛，温	2～9	祛風，散寒，止痛	鎮静，感冒性頭痛，抗炎作用	
通草	甘，淡，寒	3～6	清熱利水，通乳	利尿，乳汁分泌促進	
羚羊角	鹹，寒	1～5	消熱解毒，平肝熄風	鎮静，解熱	
犀角	苦，酸，鹹，寒	1.5～10	清熱定驚，涼血解毒	鎮静，止血	
石上菖蒲	辛，温	1.5～7.5	芳香開竅，逐痰祛湿	鎮静，健骨，鎮痛，利尿抗眞菌	
黒豆	甘，平	9～15	利水，祛風，治血，解毒	水腫・満，風痺，脚気，痢疾腹痛	黒大豆

「延年薬枕」の薬物分析

薬草名	性味	用量（g）	主治	功用	備考
党参	甘，微温	12～30	補中益気	衰弱，強壮，健胃，降圧，祛痰，造血	
当帰	甘，辛，温	9～12	補血，行気，潤腸，調経	鎮痙，鎮静，利尿，瘀血，腹痛	
川芎	辛，温	3～5	治血行気，祛風止痛	鎮静，鎮痙，降圧，頭痛	
菊花	甘・苦，微寒	3～18	平肝陽，消熱解毒，疎散風熱	肝陽上亢，肝腎不足，眼痛，風熱	
防風	辛，甘，微温	3～9	祛湿解痙，祛風解表，止瀉止血	鎮痛，発汗，利尿，抗菌作用	
辛夷	辛，平	3～6	散風通竅	鼻閉，頭痛，降圧作用	

「安眠枕」の薬物分析

薬草名	性味	用量（g）	主治	功用	備考
緑豆皮	甘，寒	4.5～12	清熱解毒，利尿，退翳，止渇	水腫腫脹，目翳，麻疹合併症	
合歓花	甘，平	3～9	解鬱	抑うつ，不眠，興奮，不安	合歓皮と異なる→解鬱，活血，止血
黄芩	苦，寒	6～15	清熱，燥湿，瀉火，解毒安胎	発熱，上気道炎，腹痛，肝陽上亢	
竜骨	甘，平	9～30	鎮静安神，固精	収斂，消炎，祛痰，精神安定	
酸棗仁	甘・酸，平	9～18	寧神，安神，鎮静，降圧	不眠，不安，虚弱多汗	
芍薬	甘，微寒	6～15	清熱涼血，活血祛瘀	鎮痛，鎮静，炎症，瘀血性疼痛	赤芍とする
珍珠母	甘，鹹，寒	1～1.5	安神定驚，清熱解毒，収斂生肌	精神安定，鎮痙，消化性潰瘍	真珠より，ふらつき耳鳴り等肝火症状強

◇第４表

順序	廟名	採取年月	大人科(男科)	小児科(幼科)	眼科	外科	婦科(産婦人科)	薬籤合計	備考
A	台湾台南県 慈済宮(保生大帝籤)	57年4月	120					120	
B	〃 〃 南鯤鯓廟代天府(五府千歳籤)	56.5.	120	60	91			271	
C	〃 〃 保生宮(永康保生大帝籤)	58.8.	120					120	
D	〃 〃 観音亭	58.8.	64					64	乾より坤各8種
E	〃 〃 真護宮	58.8	64					64	同上
F	〃 〃 開霊宮(樹徳尊王籤)	58.8.	118					118	
G	〃 台南市 山西宮(関聖帝君籤)	58.1.	120	60	83			263	
H	〃 〃 興済宮	58.1.	112	60	90	60		322	
I	〃 高雄市 五塊厝武廟(文衡聖帝籤)	58.8.	98					98	
J	〃 苗栗県 朝天宮	55.11.	120	60	84			264	
K	〃 苗栗県 慈裕宮	56.5.	101					101	
L	〃 台北市 保安宮	57.5.	120	36				156	
M	香港 黄大仙 黄大仙仙方	61.5.	100	100	100	100	100	500	一冊本
N	〃 呂祖仙方	61.5.	100	100	53	100	100	453	同上
O	シンガポール 天福宮(仏祖籤)	60.12.	120	59		36		215	
P	博済仙方(度人仙方、呂帝仙方)	56.7.	100	100	53	100	100	453	一冊本
	計		1697	635	554	396	300	3582	

◎——廟と薬籤の収集（吉元）

◇図２　薬籤

興濟宮保生大帝
第六首
別甲　石松　鳳退
各一錢
水八分煎三分

永康 保生宮保生大帝
第五十五首
常山　麥文　檳榔
各　錢　柿蒂三錢
水八分煎五分

南鯤鯓代天府 五府千歲
藥簽第九八首
虎骨　赤芍　各一錢
川芎　木賊　各八分
水一碗煎五分

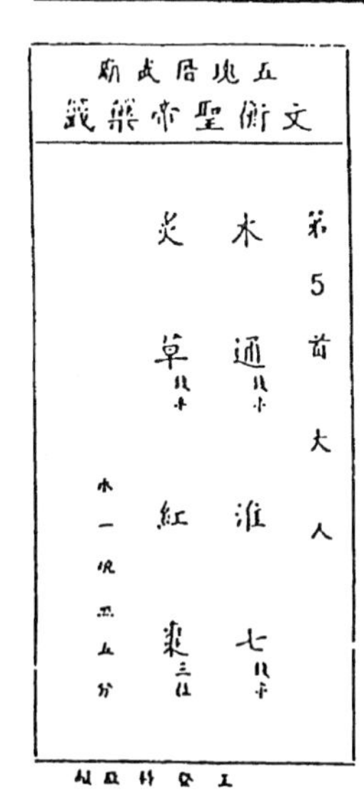

天福宮
佛祖兒科三六
荊芥　防羊各一分　独活
柴胡各六分　前胡　川芎
桔梗各六分　甘草四分
只壳　生姜各三分　姜活
茯苓各八分　水一碗煎服
本宮公司刊

開靈宮 樹德尊王
大人科 藥籤 第八二首
茯苓四錢　熟地四錢　枸杞四錢
小茴八分
水二碗煎八分

觀音亭
乾七
六味丸五分　附子五分
油桂三分
水煎服
弟子許老得叩謝

眞護宮
兌七
常山六分　知母六分　川貝六分
草果六分　烏枚五分　姜二
檳榔六分　黃栢六分　棗二
水煎服
信士蔡江池叩謝

眼科 第二十一號
桑螵蛸二錢　菖蔚二錢
當歸二錢　大黃二錢　麻黃四分
蒼朮八分　赤芍八分　白菊八分
羌活八分　甘草八分
水碗半煎七分

◎——薬籤

◆図3　薬籤

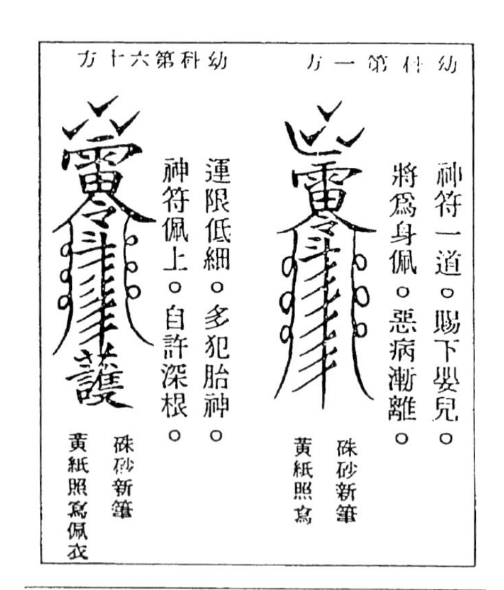

幼科第一方

神符一道。賜下嬰兒。將爲身佩。惡病漸離。

硃砂新筆
黃紙照寫

幼科第六十方

運限低細。多犯胎神。神符佩上。自許深根。

硃砂新筆
黃紙照寫佩衣

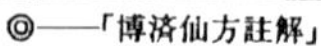

◎——「博済仙方註解」

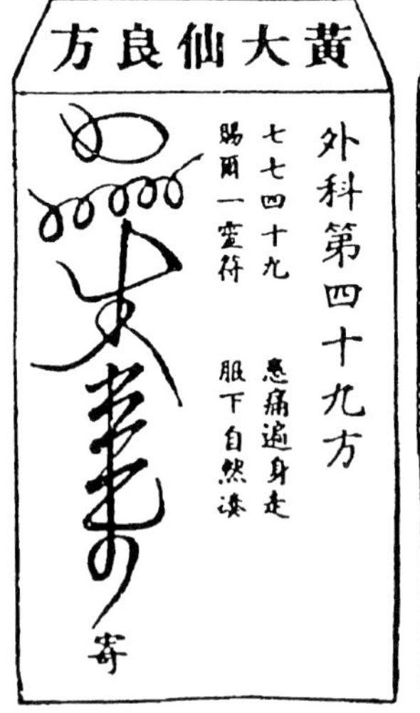

黃大仙良方

外科第四十九方

七七四十九
賜爾一靈符
患痛遍身走
服下自然邊

寄

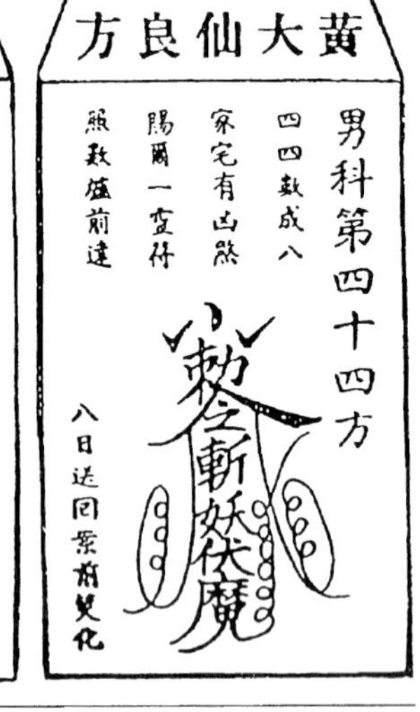

黃大仙良方

男科第四十四方

四四數成八
家宅有凶煞
賜爾一靈符
服數盛前達

八日送回索前變化

◎——「黄大仙良方」

龍山寺
仙方

九味羌活湯
羌活
川芎
防風
黄芩
細辛
蒼朮
生地
生姜
白芷
甘草
拾六首

海山寺佛祖

九八首
虎頭骨一木
川芎八分
赤芍
一木木賊八分
水一碗煎五分

靈應藥王仙方

第五十一籤　婦科

雙屐龍飛養性天
牛丸痴聚却煩難
身雖有恙終無患
須防心地恐爲牽

茯苓　澤蘭各二錢　大棗三錢　益母草
赤芍　甘草各一錢　竹葉十五片　灯心一子
二劑見功

◎——文献上にみられた薬籤

跋

本書のあとがきの総括として、中国古代医学の医学理論が奈辺にあるのかが表解・分解などの整理作業を通じて理解しやすくなるだろうという考えから生まれたのである。

原書・訳書はいろいろ出版されているが、あまり多いと返って混乱することもある。そこで一覧表にしたり、システム化したりして一目瞭然、思考のルートの追跡、記憶に便なる方法になると思って書いてみた。

今までこのような書はなかったと考えているので、読者諸氏の御一読・ご批判をあおいで止まない。少しでもお役に立てば喜びこの上もない。

稿を終るに当たって編集・校正など御苦労をおかけした医聖社の土屋伊磋雄、天野陽介の両氏に心から感謝申し上げます。

平成28年6月
吉 元 昭 治

著者略歴

昭和 3年5月	東京市神田に生まれる
昭和25年3月	順天堂医学専門学校　卒業
昭和25年4月	国立東京第一病院　実地修練
昭和26年4月	順天堂大学医学部　産婦人科学教室　入局
昭和37年3月	同退局
	この間　医学博士　助手兼講師
昭和38年7月	東京都小平市に吉元病院を開設
	次いで吉元医院に改称、現在に到る
昭和60年7月	順天堂浦安病院　産婦人科（漢方鍼灸外来）
平成11年3月	同退職
	この間　非常勤講師

米国カリフォルニア州鍼灸師、
ドイツ鍼アカデミー名誉会員、
香港港九中医師公会名誉会長を歴任

道教と医学 論文集（第3巻）

2020年11月10日　第1刷発行

著　者　吉元 昭治
発行者　谷口 直良
発行所　㈱たにぐち書店
〒171-0014　東京都豊島区池袋 2-68-10
TEL. 03-3980-5536　FAX. 03-3590-3630
たにぐち書店 .com